Todo lo que necesito saber sobre la osteoporosis

Alimentación, actividad física y estilo de vida

Todo lo que necesito saber sobre la osteoporosis

Alimentación, actividad física y estilo de vida

Saioa Gómez Zorita[1, 2, 3]
María Teresa Macarulla Arenaza[1, 2, 3]
Maitane González Arceo[1]
Asier Léniz Rodríguez[1]
Germán Vicente Rodríguez[2, 4, 5, 6, 7, 8]
José Antonio Casajús Mallén[2, 4, 5, 6, 7, 8]
María Puy Portillo Baquedano[1, 2, 3]
Jenifer Trepiana Arín[1, 2, 3]

1. Grupo Nutrición y Obesidad. Dpto. Farmacia y Ciencias de los Alimentos. Facultad de Farmacia. Universidad del País Vasco y Centro de Investigación Lucio Lascaray. Vitoria-Gasteiz.
2. Ciber Fisiopatología de la Obesidad y Nutrición (CIBEROBN). Instituto de Salud Carlos III. Madrid.
3. Instituto de Investigación Sanitaria Bioaraba. Vitoria-Gasteiz.
4. Grupo de investigación GENUD (Crecimiento, Ejercicio, Nutrición y Desarrollo). Universidad de Zaragoza.
5. Instituto Agroalimentario de Aragón (IA2). Zaragoza.
6. Red de investigación española en ejercicio físico y salud (EXERNET).
7. Facultad de Ciencias de la Salud y del Deporte. Universidad de Zaragoza (Campus de Huesca).
8. Departamento de Fisiatría y Enfermería. Universidad de Zaragoza.

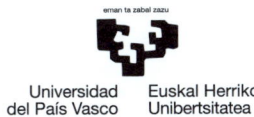

eman ta zabal zazu

Universidad del País Vasco   Euskal Herriko Unibertsitatea

CIP. Biblioteca Universitaria

Todo lo que necesito saber sobre la osteoporosis : alimentación, actividad física y estilo de vida / Saioa Gómez Zorita… [et al.]. – [Leioa] : Universidad del País Vasco / Euskal Herriko Unibertsitatea, Argitalpen Zerbitzua = Servicio Editorial, D.L. 2024. – 125 p.: il. col.; 21 cm.

Bibliografía: p. 109-121.

D.L.: BI 01628-2024. — ISBN: 978-84-9082-918-9

1. Osteoporosis. 2. Osteoporosis – Aspecto nutritivo. I. Gómez-Zorita, Saioa, coaut.

616.71-007.234

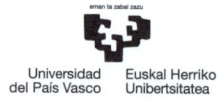

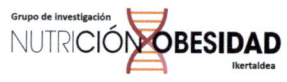

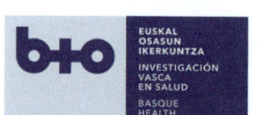

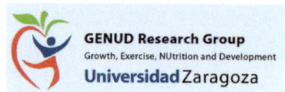

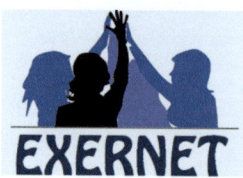

© Servicio Editorial de la Universidad del País Vasco
Euskal Herriko Unibertsitateko Argitalpen Zerbitzua

ISBN: 978-84-9082-918-9
Depósito legal/Lege gordailua: LG BI 01628-2024

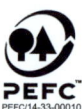

Índice

Índice de tablas y figuras. 9

Abreviaturas 13

Glosario de términos 15

1. Introducción 17

    A.   Biología del hueso. 20
    B.   Papel de los estrógenos sobre la masa ósea 22

2. Tipos de osteoporosis. 25

3. Prevalencia de osteoporosis, incidencia de fracturas y mortalidad   29

4. Factores de riesgo no prevenibles 33

5. Factores de riesgo prevenibles. 37

    A.   Peso y composición corporal. 38
    B.   Factores nutricionales 39

        i. Nutrientes 39
        ii. Hábitos dietéticos 54

    C.   Actividad física y ejercicio 57
    D.   Exposición a la luz solar 63
    E.   Consumo de fármacos 68
    F.   Otros 80

6. Diagnóstico. 87

7. Tratamiento. 93

   A.   No farmacológico. 93
   B.   Farmacológico 97

8. Dudas frecuentes 103

   A.   ¿Si no ingiero lácteos tendré osteoporosis? 103
   B.   ¿Son iguales las bebidas vegetales que la leche? 103
   C.   ¿Es necesario ingerir suplementos de calcio y vitamina D para prevenir la enfermedad? 104
   D.   ¿El embarazo y la lactancia descalcifican el hueso? 105
   E.   ¿Tienen las personas que siguen dietas vegetarianas o veganas mayor riesgo de padecer osteoporosis? 106

9. Referencias. 109

10. Anexo 123

Índice de tablas y figuras

Tabla 1. Algunas enfermedades que causan osteoporosis se-
cundaria 35

Tabla 2. Clasificación del índice de masa corporal (IMC) según la Sociedad Española para el Estudio de la Obe-
sidad (SEEDO) 38

Tabla 3. Ingesta diaria recomendada de calcio por la Federación Española de Sociedades de Nutrición, Alimentación
y Dietética (FESNAD), Autoridad Europea de Seguridad Alimentaria (EFSA) y Agencia Española de Seguridad Alimentaria y Nutrición (AESAN) 41

Tabla 4. Contenido en calcio de algunos alimentos 42

Tabla 5. Clasificación de algunos alimentos según el porcentaje
de absorción del calcio 44

Tabla 6. Principales componentes de la dieta que modifican la
absorción y eliminación del calcio. 45

Tabla 7. Algunas fuentes alimentarias de vitamina D_3 46

Tabla 8.   Ingesta diaria recomendada de vitamina D por la Fede-
            ración Española de Sociedades de Nutrición, Alimen-
            tación y Dietética (FESNAD), Autoridad Europea de
            Seguridad Alimentaria (EFSA) y Agencia Española de
            Seguridad Alimentaria y Nutrición (AESAN)   48

Tabla 9.   Algunos factores que influyen en el riesgo de padecer dé-
            ficit de vitamina D   50

Tabla 10.   Contenido en sodio de algunos alimentos   52

Tabla 11.   Usos y ejemplos de algunos fármacos o grupos de fár-
            macos que pueden provocar osteoporosis   69

Tabla 12.   Contenido en cafeína de algunos alimentos y bebidas . .   82

Tabla 13.   Criterios diagnósticos de osteoporosis   90

Tabla 14.   Nivel de riesgo de fractura asociado a la osteoporosis,
            objetivos de entrenamiento y tipo de ejercicio a utilizar .   96

Tabla 15.   Eficacia de los fármacos sobre las fracturas osteoporó-
            ticas   101

Figura 1.   Diferencias entre un hueso sano y un hueso osteopo-
            rótico   18

Figura 2.   Masa ósea durante el ciclo de vida   19

Figura 3.   Esquema de la anatomía del hueso   21

Figura 4.   Balance entre formación ósea y resorción ósea para
            mantener las propiedades del hueso   22

Figura 5.   Imagen de fracturas vertebrales detectadas mediante
            rayos-X   26

Figura 6.   Incidencia según edad y sexo de fracturas vertebrales,
            de cadera o de muñeca   30

Figura 7.   Tasa de mortalidad ajustado por edad en España entre
            los años 1999-2015   31

Figura 8.   Factores de riesgo de osteoporosis prevenibles   37

Figura 9.   Efecto de la dieta y los alimentos sobre la prevención
             de la osteoporosis.   56

Figura 10.   Resumen de las recomendaciones de ejercicio   63

Figura 11.   Formación y activación de la vitamina D   64

Figura 12.   Ángulo cenital en lugares donde hay estaciones del año. .   66

Figura 13.   Factores que afectan a cómo el sol promueve en mayor o
             menor medida la creación de vitamina D en la piel   68

Figura 14.   Mecanismos por los que los glucocorticoides pueden pro-
             vocar la aparición y/o el agravamiento de la osteoporosis .   72

Figura 15.   Principales fármacos que inducen osteoporosis.   75

Figura 16.   Densitómetro óseo   88

Abreviaturas

ADN: Ácido desoxirribonucleico

AESAN: Agencia Española de Seguridad Alimentaria y Nutrición

AOVE: Aceite de oliva virgen extra

ATC: Antidepresivos tricíclicos

BEDCA: Base de Datos Española de Composición de Alimentos

DMO: Densidad mineral ósea

DXA: Absorciometría fotónica dual de rayos X

EFSA: Autoridad Europea de Seguridad Alimentaria

FESNAD: Federación Española de Sociedades de Nutrición, Alimentación y Dietética

GnRH: Hormona liberadora de gonadotropinas

IMC: Índice de Masa Corporal

13

ISRSs:	Inhibidores selectivos de la recaptación de serotonina
OMS:	Organización Mundial de la Salud
PRT:	Entrenamiento de fuerza progresivo
PTH:	Hormona paratiroidea
SEEDO:	Sociedad Española para el Estudio de la Obesidad
SERM:	Moduladores selectivos de los receptores de estrógenos
SIDA:	Síndrome de inmunodeficiencia adquirida
T_4:	Hormona tiroxina o tetrayodotironina
TAC:	Tomografía axial computerizada
TBS:	Índice de hueso trabecular
Vitamina D_2:	Ergocalciferol
Vitamina D_3:	Colecalciferol

Glosario de términos

Bifosfonatos: fármacos más empleados para prevenir las fracturas osteoporóticas.

Densidad mineral ósea o masa ósea: gramos de mineral (sobre todo calcio y fósforo) que contiene cierto volumen de hueso.

Densitometría ósea: prueba de imágenes que mide la cantidad de minerales en el hueso.

Estrógenos: hormonas sexuales que se encuentran principalmente en las mujeres.

Fitatos: compuestos presentes en legumbres, cereales y semillas de oleaginosas que reducen la absorción de ciertos minerales, como el calcio.

Oleaginosas: vegetales de cuya semilla o fruto se puede extraer aceite, como, por ejemplo: soja, girasol, almendra, etc.

Osteclastos: células del hueso que deshacen una parte de este digiriendo la matriz ósea.

Osteoblastos: células del hueso que participan en la creación de la matriz ósea.

Osteocitos: osteoblastos maduros que quedan incluidos en la matriz del hueso con el fin de que se forme este.

Osteopenia: disminución de la densidad mineral ósea ($-1 >$ índice T de DMO $> -2,49$).

Oxalatos: compuestos presentes en vegetales, como las espinacas, acelgas o remolacha, que reducen la absorción de ciertos minerales como el calcio.

Remodelado óseo: proceso de reestructuración del hueso existente, ya que este está constantemente en formación y reabsorción.

Resorción ósea: proceso por el cual los osteoclastos eliminan tejido óseo liberando minerales.

1

Introducción

El origen de la palabra «osteoporosis» se compone del prefijo «osteo», que proviene del griego «*οστεο*» que significa hueso; de la raíz «poros» o «*πορος*», que significa poros, y del sufijo «sis» o «*σις*», que significa enfermedad. Teniendo esto en cuenta, la Organización Mundial de la Salud (OMS) definió la osteoporosis como «*una enfermedad sistémica, caracterizada por una disminución de la masa ósea y un deterioro de la microarquitectura del tejido óseo que incrementa la fragilidad del mismo, con el consecuente aumento del riesgo de fractura*». De esta frase podemos destacar que las personas que sufren osteoporosis experimentan una **disminución de la masa ósea** relacionada con una reducción de la calidad del hueso (**Figura 1**), provocando por consiguiente un aumento de la probabilidad de fracturas. Esta mayor **susceptibilidad a fracturas** se produce, sobre todo, como es lógico, en los huesos que están sometidos a una mayor carga, como son las **vértebras**, las **costillas**, la **pelvis** y el **fémur**.

Es importante destacar que definiciones posteriores a la publicada por la OMS en 1993 definen la osteoporosis como «*una enfermedad esquelética, caracterizada por una disminución de la resistencia ósea que predispone al paciente a un mayor riesgo de fractura*» (National Institute of Health, 2001), añadiendo el término resistencia ósea como término clave en esta definición. En esta enfermedad se produce una disminución de la densidad ósea, entendiendo esto como una reducción de los gramos de mineral por área o volumen de hueso, provocando una merma de la calidad ósea y un aumento del riesgo de fracturas debido a la acumulación de microfisuras en la microarquitectura del hueso.

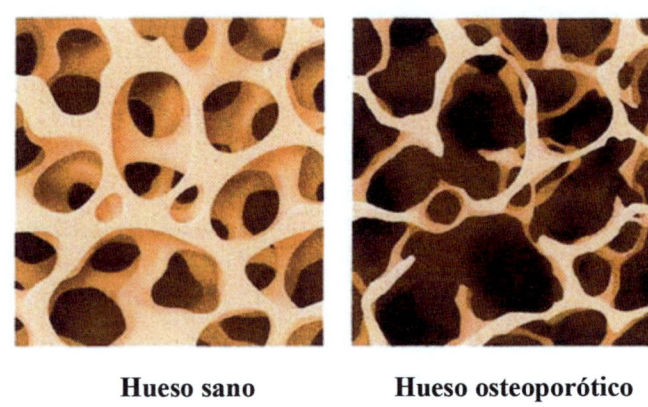

Hueso sano   **Hueso osteoporótico**

Figura 1

Diferencias entre un hueso sano y un hueso osteoporótico

Asimismo, es característico de las personas con osteoporosis que sufran dolor, debido a que se produce una contracción de los músculos para intentar estabilizar el esqueleto óseo que se encuentra más frágil. Al mismo tiempo, al verse reducida la densidad de la masa ósea, la talla de estos pacientes se puede ver disminuida varios centímetros, pudiendo llegar a reducirse 0,5 cm al año, en especial a partir de los 50 años de edad[1]. Sin embargo, la osteoporosis es considerada una enfermedad silente ya que, durante mucho tiempo, no produce síntomas y no siempre va acompañada de dolor. Generalmente, el dolor aparece como consecuencia de una fractura en los huesos de mayor carga.

Es importante mencionar que, durante el transcurso de nuestra vida, el tamaño de nuestro esqueleto y la cantidad de hueso que este contiene va cambiando. En concreto, el contenido mineral óseo (o **densidad mineral ósea**) va aumentando progresivamente durante la infancia y la juventud, hasta alcanzar un «pico máximo» aproximadamente a los 30 años (**Figura 2**). Generalmente, las mujeres alcanzan un menor pico de masa ósea que los hombres a lo largo de su vida. Así, es entendible que la cantidad de hueso que alcancemos a esta edad va a ser determinante para nuestra salud ósea en etapas posteriores de la vida. Después, la masa ósea se mantiene unos años y finalmente comienza a disminuir.

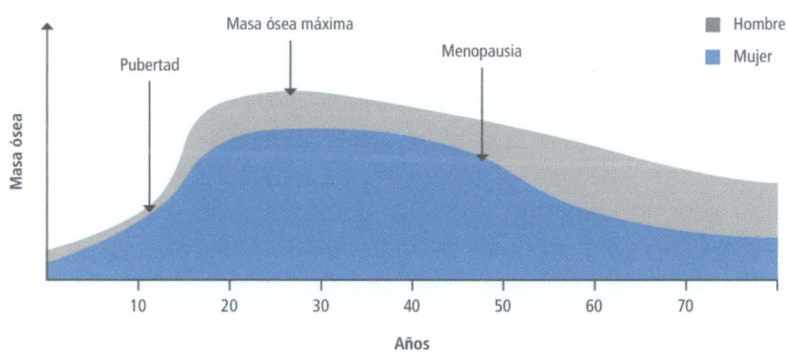

Figura 2

Masa ósea durante el ciclo de vida. *Adaptado del Compendio de Osteoporosis de la Fundación Internacional de Osteoporosis*[2]

A. Biología del hueso

Nuestro esqueleto es un tejido vivo que al nacer está formado por 300 huesos. Durante el crecimiento, algunos de estos huesos se fusionan haciendo que el esqueleto de un adulto contenga 206 huesos. Nuestros huesos están formados por dos tipos de tejidos (**Figura 3**):

- **Hueso cortical o compacto**: capa externa maciza y densa.
- **Hueso esponjoso o trabecular**: red interna ligera y flexible formada por trabéculas.

Nuestros huesos necesitan renovarse constantemente mediante un proceso denominado **remodelado óseo**, un proceso que continúa durante toda la vida y por el que el hueso maduro (viejo) se renueva para mantener sus propiedades estructurales y mecánicas, las cuales va perdiendo debido a las microlesiones que sufre por la fatiga del material. Así, la tasa de renovación anual es de un 4 % para el hueso cortical y de un 11 % para el trabecular. Además, el esqueleto de un adulto se renueva mediante este mecanismo aproximadamente cada 10 años. Para llevar a cabo este proceso de remodelado óseo el hueso cuenta con las siguientes células:

- Células encargadas de la **formación ósea** (**Figura 3**):

  – **Osteoblastos**: participan en la creación de la matriz ósea. Estas células acumulan colágeno y depositan minerales en los lugares en los que se tiene que formar el hueso.

– **Osteocitos**: son osteoblastos maduros que quedan incluidos en el interior del hueso (matriz) con el fin de que se forme el hueso.

- Células encargadas de la **resorción ósea** (eliminación de hueso):

– **Osteoclastos**: deshacen una parte del hueso mediante la secreción de enzimas (un tipo de proteínas) encargadas de digerir la matriz ósea.

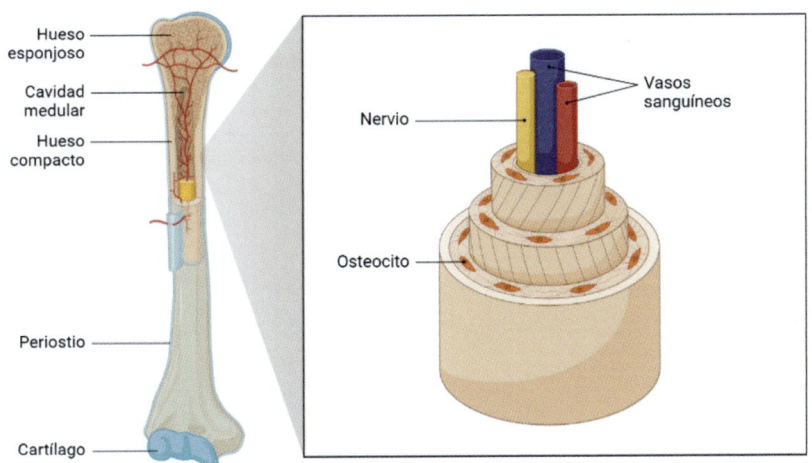

Figura 3

Esquema de la anatomía del hueso (*creado con BioRender.com*)

Cuando el balance entre formación y resorción del hueso se descompensa, aumentando la resorción, como es el caso de las personas que sufren osteoporosis, se producen fracturas ante traumatismos menores o incluso mínimos, denominados «**traumas de bajo impacto**». Esto es debido a la suma de una disminución en la densidad mineral ósea junto a una menor calidad del hueso, lo que desencadena una menor resistencia de este que lo convierte en un hueso frágil ante cualquier impacto.

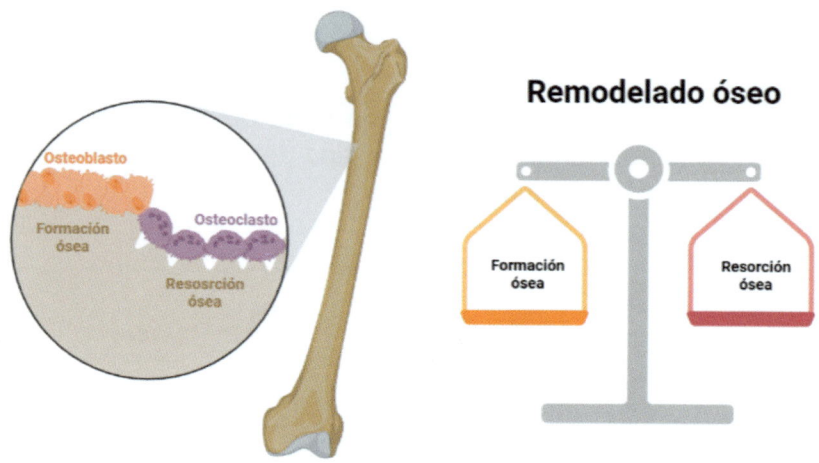

Figura 4

Balance entre formación ósea y resorción ósea para mantener las propiedades del hueso (*creado con BioRender.com*)

B. Papel de los estrógenos sobre la masa ósea

En el renovado óseo participan los estrógenos regulando la actividad de las células óseas: los osteoblastos, los osteocitos y los osteoclastos. Los estrógenos son un grupo de hormonas sexuales fundamentales en la salud reproductiva femenina, además de en la salud ósea y de otros tejidos. Estas hormonas se encuentran en niveles muy superiores en las mujeres en comparación con el sexo masculino, además de ir variando los niveles de estas según la etapa reproductiva en la que se encuentre la mujer. El principal efecto positivo de los estrógenos en la salud ósea es disminuir la tasa de remodelado óseo evitando la muerte de

los osteocitos que, como se ha comentado previamente, participan en la formación del hueso[3]. Además, los estrógenos son capaces de aumentar el tiempo de vida de estas células. Asimismo,
los estrógenos estimulan la diferenciación de los osteoblastos a
osteocitos[4]. Por otra parte, también inhiben la resorción ósea o
destrucción del hueso, mediante la inhibición de la generación de
nuevos osteoclastos, encargados de deshacer el hueso[5].

2

Tipos de osteoporosis

La osteoporosis se puede clasificar en dos grandes tipos: primaria (causa desconocida, aunque hay ciertos factores que contribuyen a ella) y secundaria (causada por una enfermedad).

En particular, la **osteoporosis primaria** se relaciona con dos factores:

- **Osteoporosis primaria por deficiencia de estrógenos o posmenopáusica**: debida principalmente a la menopausia, donde disminuye la producción de estrógenos que, como se ha mencionado previamente, son las principales hormonas implicadas en la formación y mantenimiento del hueso. Por tanto, este tipo de osteoporosis lo vamos a encontrar principalmente en mujeres de entre 50-70 años, quienes pueden perder hasta un 25-40 % de la densidad ósea en la columna lumbar, pelvis, costillas y fémur. Este tipo de osteoporosis es infrecuente en el sexo masculino porque como hemos comentado anteriormente el nivel de estrógenos es mucho menor en este sexo, aunque también se puede dar por la disminución de la producción de andrógenos (hormonas masculinas como la testosterona).

- **Osteoporosis primaria relacionada con la edad**: debida principalmente a la edad como su nombre indica, y mucho más frecuente en mujeres a partir de los 70 años debido a su menor masa ósea. Esta es la causa por la que los adultos entre los 50 y 80 años de edad disminuyen varios centímetros su altura. Además, en personas que sufren esta enfermedad son comunes las caídas y fracturas de cadera o de vértebras, como se puede observar en la **Figura 5**, lo que puede dar lugar a la aparición de cifosis (joroba) en la espalda.

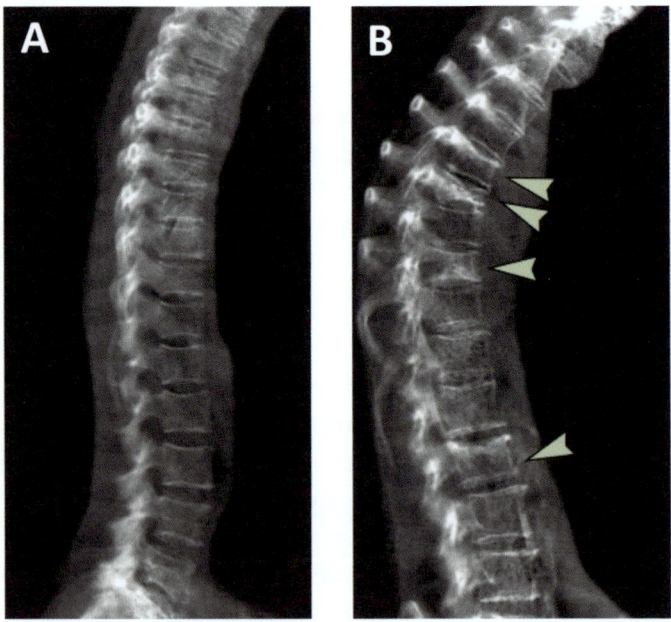

Figura 5

Imagen de fracturas vertebrales detectadas mediante rayos-X.
A) Columna vertebral sana. B) Fracturas vertebrales múltiples
(señaladas con flechas). *Adaptado de Compston J.E. y col. (2019)*[6]

Es importante destacar que, con la edad, la pérdida de masa ósea en mayor o menor proporción parece ser inevitable, por lo tanto, la osteoporosis es una enfermedad común, caracterizada por un aumento de la liberación de minerales del hueso a la sangre comparada con la formación de hueso (*ver resorción ósea*).

En resumen, la osteoporosis es mucho más frecuente en las mujeres debido a dos motivos principales: 1) las mujeres, al alcanzar su pico de masa ósea (hacia los 30 años) tienen menor densidad mineral ósea en comparación a los hombres; y 2) en las mujeres, tras los primeros años después de la menopausia, debido a la disminución de los estrógenos, la pérdida de masa ósea sufre una aceleración importante. De hecho, la mayor pérdida de masa ósea en las mujeres ocurre entre los 5 y 10 años tras el inicio de la menopausia.

¿Sabías qué alcanzar el mayor pico posible de densidad mineral ósea puede ser el factor individual más importante para retrasar la aparición de la osteoporosis?

Se cree que un aumento del 10 % en la densidad mineral ósea máxima puede retrasar hasta 13 años el inicio de esta enfermedad[7].

Por otra parte, la osteoporosis secundaria está relacionada con múltiples enfermedades y situaciones clínicas (exceptuando la menopausia y la edad) que propician la aparición de la misma. Entre las causas más frecuentes encontramos enfermedades como la insuficiencia renal crónica, el hipertiroidismo, o la artritis reumatoide. También pueden desarrollar esta enfermedad las personas que siguen tratamientos farmacológicos prolongados con glucocorticoides, anticonvulsivantes, algunos diuréticos, etc. Además, el abuso de tóxicos como el tabaco y el alcohol, o la inmovilización prolongada como puede ocurrir en pacientes encamados, pueden ser causas de desarrollo de osteoporosis. Tam-

27

bién hay que tener en cuenta que un paciente que tiene prescrito algún tratamiento farmacológico de los anteriormente mencionados, junto con el abuso de alcohol y/o tabaco, tiene mayor probabilidad de desarrollar esta enfermedad.

3

Prevalencia de osteoporosis, incidencia de fracturas y mortalidad

Debido al aumento de la esperanza de vida, la osteoporosis es una enfermedad cada vez más frecuente, por lo que está considerada «la epidemia silenciosa del siglo XXI». En España, casi 3 millones de personas sufrían osteoporosis en el año 2019, de los cuales el 79 % eran mujeres y el 21 % hombres. Así, la prevalencia de la osteoporosis en la población española corresponde al 5 % de la población, dato similar a los datos de prevalencia europea (6 %)[8]. El diagnóstico precoz de esta enfermedad es de vital importancia, ya que el coste de las fracturas producidas por esta enfermedad en España supone el 4 % del presupuesto para Sanidad[9]. Según la Sociedad Española de Geriatría y Gerontología se estima que, entre 2019 y 2034, la cantidad de fracturas en España aumente aproximadamente un 30 %[10]. Esto podría estar relacionado con la falta de actividad física en la población adulta y la disminución de actividades al aire libre en los últimos años (reducción en la síntesis de vitamina D). Asimismo, como podemos observar en la Figura 6, la incidencia de fracturas debido a la fragilidad de los huesos aumenta con la edad. Es importante destacar que en las mujeres, además de ser mayor la tasa de fracturas, estas comienzan en una edad más temprana (grupo de edad de 50-54 años) coincidiendo con los primeros años tras la menopausia. También se ha observado que las personas que sufren fracturas vertebrales por primera vez tienen un mayor riesgo de sufrir dichas fracturas otra vez en el siguiente año. Por tanto, es importante diagnosticar a estos pacientes adecuadamente y que reciban la atención sanitaria necesaria.

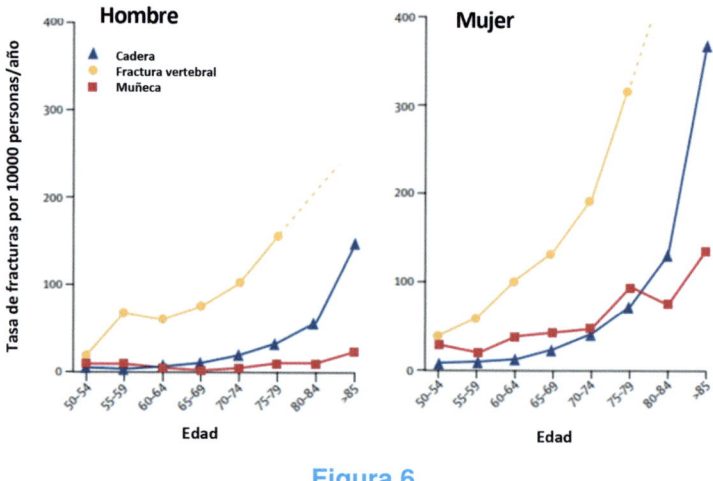

Figura 6

Incidencia según edad y sexo de fracturas vertebrales, de cadera o de muñeca. *Adaptado de Sambrook P. y cols. (2006)*[11]

Otro dato a tener en cuenta es que la osteoporosis secundaria es más frecuente en los hombres que en las mujeres (13 % *vs.* 6,5 % respectivamente), siendo las causas principales de esta enfermedad en hombres el abuso de alcohol, tabaco, hipogonadismo (concretamente en los hombres por falta de producción de hormonas sexuales por parte de los testículos, en el caso de las mujeres, en los ovarios) y el uso de glucocorticoides[12].

En cuanto a la tasa de mortalidad en Europa, 248.487 personas murieron en el año 2019 debido a fracturas causadas por osteoporosis. Sin embargo, es importante mencionar que la mortalidad causada por esta enfermedad en España ha disminuido mucho en los últimos años, sobre todo en el sexo femenino. Así, en un estudio llevado a cabo en nuestro país en el periodo comprendido entre los años 1999 y 2015 (**Figura 7**) se observó que la mayor tasa de mortalidad fue en el año 1999, disminuyendo esta alrededor del 38 % en las mujeres y 33 % en los hombres en el año 2015[13]. Aunque la causa de esta disminución no está muy clara, parece que puede deberse a las mejoras en el diagnóstico y detección de la enfermedad, y en la prevención mediante fármacos y tratamiento dietético. Por otra parte, también se sabe que el porcentaje de muertes debido a fracturas vertebrales en hombres es mayor que en las mujeres, debido a que cuando estos sufren dichas fracturas presentan una edad mucho más avanzada[8].

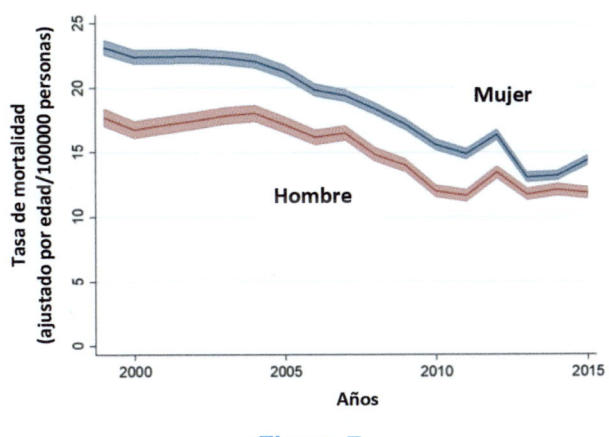

Figura 7

Tasa de mortalidad ajustada por edad en España entre los años 1999-2015. *Adaptado de Dragomirescu I. y col. (2019)*[13]

4

Factores de riesgo no prevenibles

Existen varios factores de riesgo no prevenibles y, por tanto, no evitables para la osteoporosis. Entre ellos destacan el sexo, la edad avanzada, el color de piel, pasar largos periodos de inmovilización (por hospitalizaciones, etc.), los antecedentes familiares de osteoporosis, así como algunas enfermedades y el consumo de ciertos fármacos.

Como se ha indicado anteriormente, la prevalencia de la osteoporosis es mayor en mujeres que en hombres. La principal diferencia entre sexos se debe a las hormonas sexuales. Tanto las femeninas (estrógenos) como las masculinas (andrógenos) inhiben a los osteoclastos y, por tanto, disminuyen la resorción (destrucción) ósea. Además, los andrógenos (hormonas masculinas, aunque también están presentes en niveles más bajos en las mujeres) también tienen la capacidad de estimular la formación de hueso[14]. En el caso de las mujeres, además, hay que destacar que la prevalencia de osteoporosis es mayor debido a la menopausia, ya que el descenso de las hormonas femeninas provoca que el proceso de disolución ósea se acelere. Así, las mujeres a partir de los aproximadamente 50 años, pierden por término medio entre un 2-5 % de masa ósea por año, dentro de los primeros 5 a 10 años posteriores a la amenorrea (falta del periodo menstrual) mantenida. Si la menopausia es precoz, es decir, si aparece antes de los 45 años, tanto si es fisiológica como quirúrgica por ovariectomía (extirpación de los ovarios), el proceso disolutivo óseo se acelera. En el caso de los hombres, aunque con la edad disminuyen las hormonas masculinas, este proceso no es tan acelerado, por lo que la prevalencia de esta enfermedad es inferior.

Con respecto a la edad, tras el pico de masa ósea (cantidad máxima) alcanzado en la adultez joven (aproximadamente la tercera década de vida), con los años disminuye la actividad formativa de hueso, y con el envejecimiento disminuye la absorción intestinal de nutrientes (entre ellos el calcio y la vitamina D), la síntesis de vitamina D en la piel y, generalmente, aumenta el sedentarismo (que, como se comentará más adelante, es otro factor de riesgo, pero evitable). Además, hay que destacar que la osteoporosis es más prevalente en mujeres debido a que generalmente parten de una menor masa ósea dado que el pico de masa ósea alcanzado por el sexo femenino suele ser menor.

Por otra parte, las mayores tasas de osteoporosis se dan en la población caucásica y en la asiática. Se desconoce el motivo, pero puede deberse a diferencias genéticas. Aunque se da mayor síntesis de vitamina D en la piel de personas con piel clara, aquellas con piel negra tienen una variante en un gen (cambio en la secuencia de ADN), de una proteína que se encarga de transportar la vitamina D al riñón. Esta mutación hace que haya mayor cantidad de vitamina D activada[15], que es necesaria para que esta pueda ejercer sus funciones biológicas.

Los antecedentes familiares también son importantes, de hecho, el 70-80 % del pico de masa ósea viene determinado genéticamente, por lo que en algunas familias la predisposición a padecer osteoporosis es mayor que en otras. Por ello, las mujeres hijas de madres con osteoporosis tienen mayor riesgo de sufrirla[16].

Por último, cabe mencionar que existen muchas enfermedades de diversa índole (endocrinológicas, digestivas, genéticas, hematológicas, reumáticas, etc.) (Tabla 1), así como muchos fármacos (*ver apartado Factores de riesgo prevenibles, consumo de fármacos*), que provocan mayor riesgo de osteoporosis, lo que se denomina como osteoporosis secundaria.

Tabla 1
Algunas enfermedades que causan osteoporosis secundaria[17]

Endocrinas		
Hipogonadismo	Amenorrea premenopáusica	Síndrome de Cushing
Hiperparatiroidismo	Menopausia precoz	Síndrome de Addison
Hipertiroidismo	Diabetes Mellitus	Síndrome de Turner
Acromegalia	Insuficiencia suprarrenal	Síndrome de Klinefelter
Reumatológicas		
Artritis reumatoide	Lupus sistémico diseminado	Espondilitis anquilosante
Gastrointestinales		
Enfermedad celíaca	Cirrosis biliar primaria	Malabsorción
Insuficiencia hepática	Enfermedad inflamatoria intestinal	Insuficiencia pancreática
Hematológicas		
Mieloma múltiple	Mastocitosis	Leucemias
Anemia perniciosa	Linfomas	
Renales		
Insuficiencia renal crónica	Hipercalciuria idiopática	Acidosis tubular
Otras		
Fibrosis quística	SIDA	Anorexia nerviosa
Alcoholismo	Hemocromatosis	Insuficiencia cardiaca congestiva
Sarcoidosis	Enfisema	Esclerosis múltiple

SIDA: síndrome de inmunodeficiencia adquirida humana.

5

Factores de riesgo prevenibles

La osteoporosis no se puede evitar completamente pero sí se puede reducir el riesgo de padecerla, o conseguir que se produzca a una edad más avanzada. Aunque ciertas condiciones no sean modificables, como los factores genéticos o el sexo, hay otros factores que sí se pueden modificar. En este apartado haremos hincapié sobre ello y veremos cómo podemos modificarlos. De forma breve, estos se pueden resumir en realizar actividad física y ejercicio físico, cuidar la alimentación, evitar sustancias tóxicas que aumentan el riesgo (tabaco y alcohol), exponer el cuerpo a la luz solar con moderación y promover una buena composición corporal (promover la formación de una buena masa muscular) (**Figura 8**).

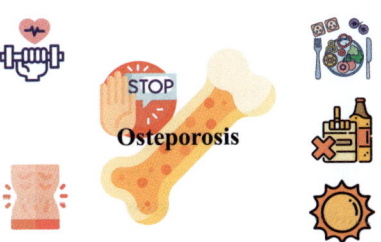

Figura 8

Factores de riesgo prevenibles para la osteoporosis

A. Peso y composición corporal

El peso corporal se relaciona con la densidad mineral ósea. En este sentido, se ha observado que un mayor Índice de Masa Corporal (IMC) se correlaciona con una mayor densidad mineral ósea. El IMC se calcula teniendo en cuenta el peso corporal y la altura, siguiendo esta fórmula: $peso/talla^2$, expresándose en kg y m^2 respectivamente. Se utiliza para clasificar cómo se encuentra una persona en función de su peso (**Tabla 2**). Sin embargo, es importante tener en cuenta que este índice no permite distinguir si el exceso de peso se debe a una mayor masa muscular o a un exceso de masa grasa.

Tabla 2

Clasificación del Índice de Masa Corporal (IMC) según la Sociedad Española para el Estudio de la Obesidad (SEEDO)[18]

IMC	Clasificación
< 18,5	Peso insuficiente
18,5-24,9	Normopeso
25-26,9	Sobrepeso grado I
27-29,9	Sobrepeso grado II (preobesidad)
30-34,9	Obesidad tipo I
35-39,9	Obesidad tipo II
40-49,9	Obesidad tipo III (mórbida)
≥ 50	Obesidad tipo IV (extrema)

Por un lado, el aumento del IMC afecta al riesgo de osteoporosis ya que un mayor peso corporal implica una mayor carga sobre las articulaciones, lo que favorece el desarrollo de la densidad mineral ósea. Sin embargo, esta correlación entre IMC y densidad mineral ósea sólo se observa hasta alcanzar un valor de IMC de 26.

Cuando el IMC aumenta por encima de ese valor, el incremento del IMC debido a un aumento de la grasa corporal no se asocia con un efecto beneficioso[19]. Por otro lado, el bajo peso (generalmente relacionado con una baja masa muscular) es un factor de riesgo para sufrir fracturas, ya que se asocia con una menor densidad ósea. Incluso se ha observado que pasar por periodos de bajo peso, aunque después se alcance un peso saludable, también aumenta el riesgo de fracturas[20]. Asimismo se ha podido observar, en personas con un exceso de peso corporal, que la pérdida de peso producida por la restricción energética (dieta baja en calorías) durante seis meses puede suponer una pequeña pérdida de la masa ósea. Sin embargo, hay que destacar que esta disminución es clínicamente irrelevante en comparación con los beneficios de la pérdida de peso, especialmente graso, en casos de obesidad y sobrepeso sobre la salud metabólica y cardiovascular[21]. Por otro lado, en otro estudio se observó que la reducción de masa ósea asociada a la pérdida de peso puede verse atenuada siguiendo una dieta alta en proteínas (> 1 g/kg/día) frente a una dieta con una cantidad de proteínas normal (< 1 g/kg/día),[22] y que las estrategias que combinan dieta y ejercicio son mucho más eficientes y beneficiosas[23,24].

B. Factores nutricionales

Una buena alimentación puede ayudar a prevenir la osteoporosis por lo que es especialmente importante prestar atención a este aspecto.

i. Nutrientes

Para prevenir la osteoporosis es importante llevar una alimentación adecuada y equilibrada, que incluya ciertos nutrientes clave. Así, en este apartado se proporciona información sobre algunos nutrientes importantes para la salud ósea y la prevención de la osteoporosis, en concreto sobre algunos minerales, destacando entre ellos el calcio y el sodio, y algunas vitaminas, destacando entre estas la vitamina D, y también sobre la importancia de las proteínas.

Calcio

El calcio (junto con la vitamina D) es, sin duda, uno de los nutrientes más importantes a tener en cuenta a la hora de hablar de osteoporosis. El calcio es el componente principal del esqueleto; aproximadamente el 99 % del calcio de nuestro cuerpo se encuentra en los huesos y en los dientes en forma de hidroxiapatito, donde tiene una función estructural (mantener la forma y estructura del cuerpo). El 1 % del calcio restante se encuentra en otras zonas del organismo como la sangre y el músculo, donde participa en diferentes procesos metabólicos como, por ejemplo, la transmisión de información a través de las neuronas, la contracción de los músculos o la secreción de hormonas[25].

Los huesos actúan como reservorio (almacén) de calcio y pueden ceder una parte de este cuando los niveles de calcio en sangre disminuyen por debajo de valores normales (hipocalcemia), que son de 9,0-10,2 mg/dL, ya que esto puede suponer un peligro para la vida de la persona. Si no se restauran estos valores y el calcio es cedido por el hueso constantemente, a largo plazo puede disminuir la densidad mineral ósea y debilitar los huesos. Por el contrario, es muy poco probable que con el consumo de alimentos tengamos unos niveles de calcio demasiado altos en sangre (por encima de 11 mg/dL), lo que se conoce como hipercalcemia.

El calcio es uno de los minerales que necesitamos ingerir en mayor cantidad, ya que es el más abundante de nuestro organismo y uno de los que menos se aprovecha de la dieta. Sólo una proporción baja del calcio que se ingiere se absorbe en el intestino y la mayoría de lo que ingerimos se elimina sin llegar a la sangre. La ingesta de calcio recomendada varía con la edad (**Tabla 3**) y ronda los 800-1200 mg/día. La adolescencia es la etapa donde más elevados son estos requerimientos, debido a que es cuando se produce el pico máximo de crecimiento. Durante el embarazo y la lactancia las necesidades de calcio también aumentan para hacer frente a la correcta formación de los huesos del futuro bebé y su desarrollo. Tras la menopausia, no sólo hay que tener en cuenta la pérdida ósea asociada a la edad, sino que, además, debido a la disminución en los niveles de estrógenos, se da una mayor pérdida del calcio de los huesos, por lo que las necesidades de calcio aumentan para contrarrestar esta situación.

Tabla 3

Ingesta diaria recomendada de calcio por la Federación Española de Sociedades de Nutrición, Alimentación y Dietética (FESNAD)[26], la Autoridad Europea de Seguridad Alimentaria (EFSA)[25] y Agencia Española de Seguridad Alimentaria y Nutrición (AESAN)[27]

	FESNAD, año 2010 (mg/día)	EFSA, año 2017 (mg/día)	Comité AESAN, año 2019 (mg/día)
0-6 meses	400	—	300
7-12 meses	525	280	400
1-3 años	600	450	600
4-5 años	700	800	750
6-9 años	800	800	800
10-13 años	1.100	1.150	1.150 (hombres) 1.100 (mujeres)
14-19 años	1.100	1.150	1.150
20-59 años	900	950	950
Mayores de 60 años	1.000	950	1.000
Embarazo	1.000	975	1.000
Lactancia	1.200	975	1.000

¿Cómo conseguir una ingesta de calcio óptima?

Las necesidades de calcio deben y pueden ser cubiertas a través de la dieta salvo escasas excepciones. Como se puede ver en la Tabla 4, podemos encontrar el calcio en diferentes alimentos. La principal fuente de calcio en nuestra sociedad es la leche y sus derivados[28]. Los pescados pequeños que se comen con espinas (el calcio está en las espinas) también son buena fuente de este mineral. Entre los alimentos de origen vegetal, son fuente de calcio las legumbres, algunos frutos secos, semillas y vegetales de hoja verde.

Tabla 4

Contenido en calcio de algunos alimentos. Base de datos BEDCA[29]

Alimento	Contenido (mg/100 g alimento)
Queso curado	808
Queso fresco	338
Sardinas en lata (con espinas)	314
Almendras crudas	248
Avellanas	226
Tofu	200
Yogur desnatado	140
Berberechos	128
Leche entera	124
Espinacas hervidas	120
Brócoli crudo	93
Mejillones	80
Acelgas hervidas	80
Alubias blancas en conserva	71
Lentejas hervidas	70
Huevos (sin cáscara)	57
Kale o col rizada cruda	53

Sin embargo, para llegar a satisfacer las necesidades de calcio no sólo es importante tener en cuenta la cantidad de calcio de los alimentos, sino que, además, hay que tener en cuenta la cantidad que se absorbe, ya que esta es distinta para cada alimento.

La absorción del calcio depende de diversos factores, algunos son fisiológicos, como la edad de la persona (con la edad disminuye la absorción del calcio) y otros dietéticos, es decir, que la presencia de otros componentes del alimento o de la dieta puede afectar positiva o negativamente la absorción de este mineral. Mientras que el calcio de origen animal suele absorberse bien, en general el de origen vegetal no se absorbe tan bien, aunque existen vegetales con muy buena absorción de calcio (incluso mejor que en alimentos de origen animal). Por poner un ejemplo, tal y como se puede ver en la Tabla 5, la leche y las espinacas tiene un contenido de calcio muy similar, sin embargo, en el caso de la leche, se absorbe alrededor de un 30 %, mientras que en las espinacas apenas se absorbe un 5 %. Aunque hay que destacar que en otros vegetales como la coliflor (hervida) o el repollo se puede absorber más del 60 % (Tabla 5).

Entre los componentes de la dieta que afectan negativamente a la absorción de calcio, es decir, que la disminuyen, están los oxalatos (Tabla 6). Estos se encuentran en algunos vegetales como las espinacas, acelgas o remolacha, y cuando se ingieren junto con el calcio forman unos complejos denominados oxalatos de calcio que, debido a su baja solubilidad (los componentes de la dieta tienen que estar disueltos para absorberse), son poco absorbibles en el intestino. Cabe mencionar que el cocinado de los alimentos, ya sea hervidos o al vapor, ayuda a disminuir la cantidad de oxalatos y, por tanto, aumenta la absorción del calcio. Poniendo como ejemplo las espinacas, 100 g de espinacas crudas contienen 1.145 mg de oxalatos, tras cocinarlos al vapor durante 12 minutos esta cantidad puede reducirse a 797 mg y tras hervirlos durante el mismo tiempo, la cantidad de oxalatos se reduce a 460 mg[28]. Además de los oxalatos, los fitatos reducen la absorción de calcio (Tabla 6). Estos compuestos están presentes en legumbres, cereales y semillas de oleaginosas (vegetales de cuya semilla o fruto se puede extraer aceite, como, por ejemplo: soja, girasol, almendra, etc.). De nuevo, el calcio forma precipitados insolubles con los fitatos, que secuestran el calcio impidiendo su absorción[28]. Lo mismo ocurre con los taninos del té (Tabla 6), que pueden limitar la absorción del calcio en dietas con un alto consumo de té[31].

Tabla 5

Clasificación de algunos alimentos según el porcentaje de absorción del calcio[29,30]

Alimento	Porcentaje de absorción del calcio (%)	Cantidad de calcio ingerido (mg/100 g alimento)	Cantidad aproximada de calcio absorbida (mg/100 g alimento)
Coliflor hervida	69	16	11
Repollo	65	57	37
Kale o col rizada cruda	59	53	31
Brócoli hervido	53	40	21
Leche entera	32	124	40
Bebida de soja	31	100	31
Tofu	31	200	62
Almendras tostadas	21	240	50
Alubia blanca hervida	17	139	24
Espinaca hervida	5	120	6

Otro factor que puede influir en los niveles de calcio es la cafeína, ya que en grandes cantidades se relaciona con un aumento de la eliminación del calcio a través de la orina (Tabla 6). Aunque los resultados sobre los efectos en la salud ósea son aún inconsistentes, se ha visto que un consumo moderado de cafeína (hasta 5 tazas de café al día) junto con una adecuada ingesta de calcio, no tiene efectos significativos sobre este mineral[32]. Asimismo, cantidades elevadas de sodio (cuya principal fuente en nuestra sociedad es la sal) también promueven la eliminación del calcio a través de la orina (Tabla 6). Una ingesta de sodio menor a 2.400 mg diarios (la OMS recomienda una ingesta inferior a 2.000 mg/día) no tendría ningún efecto negativo sobre la salud ósea[33]. Por el contrario, existen otros factores que favorecen la absorción del calcio. Probablemente, el más conocido sea la vitamina D (Tabla 6) y que se explica con mayor detalle posteriormente.

Tabla 6
Principales componentes de la dieta que modifican la absorción y eliminación del calcio

Componente de la dieta	Alimentos en los que se encuentra	Efecto sobre la absorción y/o eliminación de calcio
Oxalatos	Espinacas, acelgas, remolacha	Disminuye la absorción
Ácido fítico/fitatos	Soja y otras legumbres, cereales	Disminuye la absorción
Taninos	Legumbres, cereales, cacao, té, café,	Disminuye la absorción
Cafeína	Café, té, yerba mate, cacao, bebidas energéticas	Aumenta la eliminación
Sodio	Sal de mesa, carnes procesadas, quesos curados, productos ultraprocesados	Aumenta la eliminación
Vitamina D	Pescado azul (sardina, salmón), huevos, lácteos	Aumenta la absorción

Vitamina D dietética

La vitamina D es en realidad una hormona que juega un papel importante en el mantenimiento de una buena salud ósea y en la regulación del sistema inmunológico entre otras funciones. El déficit de vitamina D aumenta el riesgo de sufrir osteoporosis y fracturas asociadas a esta enfermedad ya que ayuda a que el calcio que ingerimos se absorba en el intestino y a que este mineral se fije en los huesos, aumentando así su densidad.

Aunque la mayor parte de vitamina D se obtiene gracias a la exposición del cuerpo a la luz solar (*ver apartado exposición a la luz solar*), esta también se puede obtener en parte a través de algunos alimentos como el pescado azul o graso, las yemas de huevo (**Tabla 7**) y los alimentos fortificados. Así mismo, cabe mencionar que su contenido en los alimentos es, en general, bajo, y los alimentos en los que se encuentra son pocos, por lo que llegar a unos niveles adecuados de esta vitamina únicamente mediante la dieta no es sencillo.

Tabla 7

Algunas fuentes alimentarias de vitamina D_3[29]

Alimento	Contenido (µg/100 g alimento)
Aceite de hígado de bacalao	210
Angulas	110
Atún	25
Salmón ahumado	20
Langostinos	18
Palometa, caballa	16
Dorada	14
Anchoas	12
Yema de huevo de gallina	11
Salmón, sardina	8

Vitamina D_3 (colecalciferol): 100 UI=2,5 µg

Esta vitamina se puede encontrar en dos formas: **vitamina D_2 (ergocalciferol)** y **vitamina D_3 (colecalciferol)**. La vitamina D_2 se produce en las setas y hongos cuando incide sobre ellas la luz ultravioleta, mientras que la vitamina D_3 se produce en la piel de las personas y animales cuando se exponen a esta misma luz. Ambas formas se pueden obtener a través de la dieta, la vitamina D_2 a partir de la ingesta de alimentos de origen no animal, y la D_3 a partir de alimentos de origen animal. No obstante, cabe mencionar que la vitamina D_3 es más efectiva para la producción de vitamina D activa (*ver apartado tratamiento farmacológico*).

Si algunos alimentos que no son de origen animal contienen vitamina D_2, ¿por qué no aparecen normalmente en el listado de alimentos ricos en vitamina D?

Las setas y hongos tienen vitamina D_2, pero generalmente no aparecen como alimentos con vitamina D en las tablas de composición de alimentos probablemente porque tienen cantidades variables de esta vitamina y generalmente bajas (si no se exponen a la radiación ultravioleta), porque esta forma de la vitamina es menos eficaz que la D_3 a la hora de activarse en el cuerpo (y por lo tanto que sea funcional), y porque para que se presente en estos alimentos se deben exponer a la luz ultravioleta (natural o artificial).

Por ejemplo, los champiñones no cultivados al aire libre o no expuestos a luz ultravioleta contienen aproximadamente 1 µg de vitamina D_2/100 g de champiñón, es decir una cantidad muy baja. En cambio, cuando los champiñones frescos se exponen a la luz solar del mediodía durante 15-120 minutos, generan aproximadamente 10 µg/100 g, es decir 10 veces más que si no se exponen. Esta cantidad generada dependerá de la hora del día a la que se expongan, la estación del año, la latitud, las condiciones climáticas, el tiempo de exposición y la superficie del champiñón sobre la que incide la radiación[34]. Por otro lado, también es importante mencionar que hay algunas setas como el shiitake que pueden tener incluso cantidades superiores de esta vitamina que algunos alimentos de origen animal.

¿Cuánta vitamina D se recomienda ingerir?

No hay acuerdo sobre la ingesta diaria recomendada de vitamina D, tal y como se puede observar en la tabla 8. Las diversas entidades reconocen que las cantidades a ingerir pueden variar considerablemente entre las personas y dependiendo del estilo de vida. Como se observa en la tabla 7, y en el cuadro anterior, los alimentos que presentan vitamina D (con la excepción de los lácteos, pero no en todas las personas) no se suelen consumir de forma habitual y mucho menos a diario. Por lo tanto, la ingesta de vitamina D es a veces insuficiente. No obstante, la Autoridad Europea de Seguridad Alimentaria (EFSA) indicó, en el año 2017, que sin ingerir nada de vitamina D en determinadas condiciones se pueden tener niveles adecuados de esta vitamina[25].

Tabla 8

Ingesta diaria recomendada de vitamina D por la Federación Española de Sociedades de Nutrición, Alimentación y Dietética (FESNAD)[26], la Autoridad Europea de Seguridad Alimentaria (EFSA)[25] y la Agencia Española de Seguridad Alimentaria y Nutrición (AESAN)[27]

	FESNAD, año 2010 (µg/día)	EFSA, año 2017 (µg/día)	Comité AESAN, año 2019 (µg/día)
0-6 meses	8,5	—	10,0
6-12 meses	10,0	10,0	10,0
1-3 años	7,5	15,0	10,0
3-13 años	5,0	15,0	10,0
13-59 años	5,0	15,0	12,5
59-69 años	7,5	15,0	12,5
Mayores de 69 años	15,0	15,0	15,0
Embarazo y lactancia	15,0	15,0	15,0

¿Se pierde o se estropea la vitamina D cuando se cocinan los alimentos?

Algunos estudios han demostrado que el cocinado de alimentos puede reducir su contenido de vitamina D. La cantidad que se pierde es muy variable (y por lo tanto muy difícil de calcular) ya que depende de numerosos factores, como el tipo de alimento, el tiempo de cocinado, la temperatura y el método de cocinado entre otros. Por ejemplo, algunos estudios muestran que el cocinado de los alimentos puede reducir el contenido de esta vitamina a menos de la mitad. Sin embargo, en otros estudios en cambio no encuentran dichas pérdidas o las encuentran en menor proporción.

Aunque el cocinado puede reducir el contenido de esta vitamina en los alimentos, es importante recordar que la exposición al sol sigue siendo en nuestro entorno una de las principales formas de obtener esta vitamina, y que el cocinado de los alimentos es importante, ya que no solo mejora el aprovechamiento de otros nutrientes, sino que aumenta la seguridad de los alimentos.

Es importante mencionar que la deficiencia de vitamina D (o lo que en la actualidad se considera deficiencia) es común en la población general y que puede ser mayor en personas con osteoporosis. La deficiencia de vitamina D es un problema de salud pública a nivel mundial y, aunque está infradiagnosticada, se calcula que alrededor del 40 % de la población europea tiene déficit de esta vitamina, incluso en las regiones mediterráneas donde la incidencia de luz solar es mayor[35,36]. El riesgo de padecer déficit de esta vitamina es más alto en algunos grupos de la población como el de los ancianos, los pacientes con obesidad y las personas hospitalizadas (Tabla 9). En este contexto surgen dificultades, ya que por un lado la mayoría de personas con déficit de vitamina D son asintomáticas, aunque a largo plazo pueda generar osteoporosis e incrementar el riesgo de sufrir otras enfermedades asociadas al déficit de esta vitamina. Por otro lado, no existe un consenso a nivel mundial sobre qué valores de hidroxivitamina D (indicador de los niveles de vitamina D en sangre) se pueden considerar adecuados y cuáles deficitarios. En general se considera que valores de 25-hidroxivitamina D por debajo de los 20-30 ng/mL (50-75 nmol/L) son insuficientes y por debajo de 10-12 ng/mL (25-30 nmol/L) que existe una deficiencia severa[37,38]. De forma óptima los niveles de esta vitamina deben estar entre 30-50 ng/mL (50-125 nmol/L).

¿Puede haber una intoxicación por exceso de vitamina D?

Sí, aunque es poco frecuente, una ingesta excesiva de vitamina D como suplemento puede llevar a una intoxicación que puede llegar a ser grave (exceso de calcio en sangre, náuseas, cálculos renales, dolor, etc.). Sin embargo, ni la vitamina D ingerida a través de los alimentos, ni la que se crea por la exposición a la luz solar dan lugar a intoxicación.

Tabla 9

Algunos factores que influyen en el riesgo de padecer déficit de vitamina D (pueden ser de origen nutricional o no)

Factores individuales	Factores patológicos	Ingesta de fármacos	Otros factores
Color de piel oscura y negra Edad Poca exposición a la luz solar (personas hospitalizadas, en residencias de ancianos...) Ingesta insuficiente de vitamina D ...	Obesidad Enfermedades hepáticas Enfermedades renales Hiperparatiroidismo Malabsorción (enfermedad inflamatoria intestinal, enfermedad de Crohn, cirugía bariátrica...) ...	Antirretrovirales Corticoides ...	Latitud alta por escasa exposición al sol Contaminación ambiental Estación y hora del día (invierno y horas no centrales) ...

¿Qué síntomas puede presentar una persona con déficit de vitamina D?

Aunque, como hemos mencionado anteriormente, su déficit es, en general, asintomático, los síntomas más habituales que pueden aparecer en las personas en edad adulta son debilidad, cansancio, alteraciones del estado de ánimo, así como dolor muscular. El problema es que estos síntomas son muy inespecíficos, es decir, se podrían deber a esta causa o a otras muchas.

Sodio

El sodio es un mineral presente en la sal y en otros alimentos como aceitunas, queso y conservas (Tabla 10). Además, los alimentos ultraprocesados (embutidos, salsas, comidas preparadas, etc.) pueden contener un elevado contenido de sodio. La ingesta de este mineral es necesaria (casi 2 g/d en la población a partir de los 11 años si no existe alguna contraindicación) ya que participa en la regulación de los niveles de líquido en el organismo, en la transmisión nerviosa y en el correcto funcionamiento de los músculos entre otros. En cambio, su consumo excesivo puede generar algunos problemas de salud como hipertensión arterial.

Los estudios sobre la relación entre la ingesta de sodio y la osteoporosis son poco concluyentes e incluso en ocasiones contradictorios. La mayoría indican que la ingesta de sodio en las cantidades recomendadas no genera riesgo de desarrollar osteoporosis[40]. Por el contrario, la ingesta excesiva de este mineral, especialmente en mujeres tras la menopausia, sí parece aumentar el riesgo de padecer osteoporosis ya que aumenta la eliminación de calcio[41,42]. Además, existe un estudio en el que se muestra que una dieta baja en sodio (por debajo de 2 g/día) también puede aumentar el riesgo de padecer osteoporosis[43], aunque en dicho estudio no explican a qué puede deberse.

Tabla 10

Contenido en sodio de algunos alimentos[39]

Alimento	Contenido (mg/100 g alimento)
Sal	40.000
Almeja, chirla, berberecho	3.520
Bacalao salado remojado	3.120
Aceituna verde	2.100
Salami	1.800
Queso roquefort	1.600
Gamba	1.590
Jamón serrano	1.110
Chorizo, morcilla, salchichas	1.060
Jamón cocido	649
Bacon	638
Espárragos en lata	236
Acelga, cardo	170
Caballa	130
Lenguado, sardina	100

En definitiva, en lo que respecta al sodio, aunque la evidencia no es clara como ocurre con otros nutrientes como el calcio o la vitamina D, es recomendable ingerir sodio, pero sin superar la ingesta máxima recomendada. Con este fin, es importante leer las etiquetas de los alimentos y no abusar de la sal. Para ello se puede sustituir parte de la sal por especias, lo que puede ayudar a controlar la ingesta de sodio.

Otros minerales distintos al calcio y al sodio

El hueso no solo está formado de calcio, sino también por otros minerales como el magnesio y el fósforo, que le proporcionan rigidez. Por lo tanto, un déficit de los mismos puede contribuir al desarrollo de osteoporosis. Entre estos, el más estudiado por su relación con la osteoporosis es el magnesio. El magnesio está presente en frutos secos, quesos, legumbres y cereales, por lo que su déficit no es habitual. Sin embargo, en algunos casos, como es el de las personas mayores, puede haber un mayor riesgo de déficit debido a que la capacidad de absorción de este mineral en el intestino es menor y a que aumenta su eliminación. También existe un mayor riesgo en personas con algunas patologías, por ejemplo, a nivel renal o intestinal. Así, en estas personas puede ser de interés controlar la ingesta de este mineral con el fin de evitar un déficit que incremente el riesgo de padecer osteoporosis.

Otras vitaminas distintas a la vitamina D

En general, el resto de vitaminas (distintas a la vitamina D) tienen menor implicación en el desarrollo de osteoporosis. Entre estas, probablemente una de las que más se mencione en los libros de texto por su potencial relación con la salud ósea es la vitamina K. El déficit de esta vitamina es poco habitual, ya que los requerimientos son bajos y se encuentra en multitud de alimentos. Entre ellos cabe señalar las verduras de hoja verde, como las espinacas, las verduras del género *Brassica* como las coles de Bruselas o el brócoli, las frutas como el aguacate y los higos, la carne, el queso y el pescado, entre otros.

Proteína

Las proteínas constituyen una parte fundamental de la matriz del hueso, por tanto, ingerir la cantidad suficiente de proteínas es imprescindible para mantener una adecuada salud ósea. En población general adulta se recomienda una ingesta de 0,8 g/kg peso corporal/día, lo que para una persona de 70 kg supondría ingerir 56 g de proteína diarios. Este macronutriente se obtiene principalmente de alimentos como lácteos, carnes, pescados, huevos, legumbres, frutos secos y cereales.

En las últimas décadas ha estado muy extendida la idea de que altas cantidades de proteína podían afectar negativamente a la salud ósea, disminuyendo la masa ósea. Sin embargo, en un reciente meta-análisis se vio que una ingesta de proteínas por encima de la recomendación podría reducir el riesgo de sufrir fracturas de cadera, además de jugar un papel beneficioso en el mantenimiento y pérdida de la densidad mineral ósea en adultos mayores[44]. Es más, en un estudio realizado en mujeres con osteoporosis durante la postmenopausia se vio que la administración combinada de proteínas a través de la dieta y mediante suplementación, o únicamente mediante la toma de suplementos de proteína, podía reducir el riesgo de fracturas[45]. Una dieta alta en proteínas fortalece la masa ósea mediante distintos mecanismos, como la mejora de la fuerza muscular[45].

En cuanto al origen de la proteína, no se han visto diferencias entre la ingesta de proteína de origen animal y la de origen vegetal respecto a la densidad mineral ósea en adultos sanos[46].

ii. Hábitos dietéticos

La alimentación juega un papel crucial en la prevención de la osteoporosis y de las fracturas asociadas a esta enfermedad

(Figura 9). Seguir una dieta saludable, rica en frutas, verduras, cereales integrales, pescado, legumbres, frutos secos y lácteos bajos en grasa, que proporcione todos los nutrientes que el organismo necesita se relaciona con una buena salud ósea. En cambio, una dieta «occidental» con alto consumo de cereales refinados, grasas saturadas y azúcares añadidos, puede ser perjudicial para la salud ósea, especialmente en personas mayores[47,48].

Aunque todavía no hay suficientes estudios sobre cómo diferentes dietas afectan a la osteoporosis, hay indicios de que seguir una dieta mediterránea podría disminuir el riesgo de desarrollar esta enfermedad[49]. La dieta mediterránea, rica en alimentos vegetales, con un consumo moderado de pescado, lácteos y huevos, y bajo en carnes rojas, se asocia con una mejor salud ósea. En particular, se ha demostrado que un mayor consumo de frutas y verduras está relacionado con una mayor densidad ósea y un menor riesgo de fracturas, aunque no está claro si esto se debe a sus antioxidantes, como los polifenoles, o a nutrientes como la vitamina C, el calcio o el magnesio[50,51]. Además, el aceite de oliva virgen extra, que es fundamental en esta dieta, también se asocia con un menor riesgo de fracturas[52].

Otro patrón alimentario que podría ser beneficioso para los huesos es la dieta asiática, rica en soja y pescado azul. La soja contiene isoflavonas, que han mostrado beneficios en la prevención de la osteoporosis en mujeres posmenopáusicas[53]. Además, el pescado azul aporta vitamina D, esencial para la salud ósea.

Por otro lado, no se ha observado que las dietas cetogénicas, que son muy bajas en carbohidratos, produzcan cambios significativos en el metabolismo óseo en los escasos estudios realizados en humanos. Sin embargo, estudios en animales sugieren que estas dietas podrían disminuir la densidad ósea[54].

Finalmente, en cuanto a las dietas vegetarianas, aunque el número de estudios es reducido, parece que en mujeres posmenopáusicas una dieta basada en vegetales se asocia con un menor riesgo de osteoporosis[55].

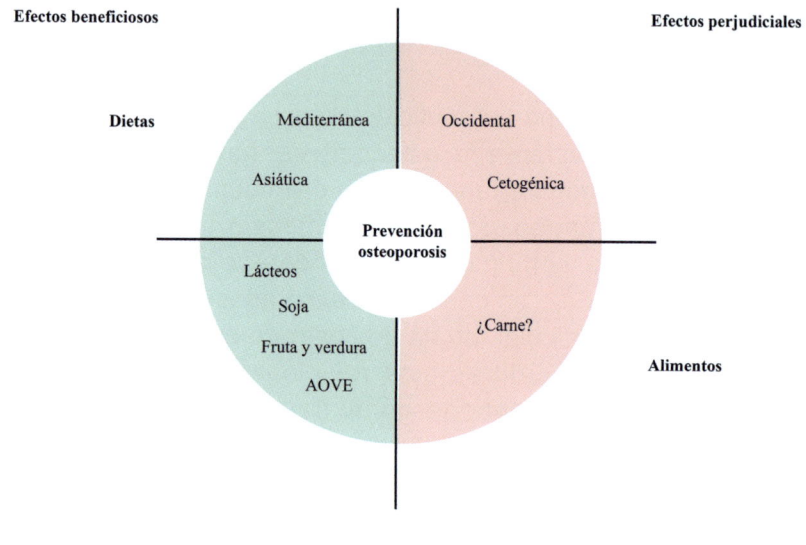

Figura 9

Efecto de la dieta y los alimentos sobre la prevención de la osteoporosis. AOVE: aceite de oliva virgen extra

En cuanto a alimentos y grupos de alimentos concretos, cabe mencionar que hace unos años se pensaba que ciertos alimentos, como los cereales y las proteínas animales, podrían afectar negativamente la salud ósea, debido a que provocan un ligero aumento de acidez en la orina. Sin embargo, las investigaciones recientes sugieren que este efecto no parece ser significativo para los huesos[56].

Los lácteos, como la leche y el yogur, son una fuente importante de nutrientes beneficiosos para la salud ósea, como el calcio, la vitamina D y las proteínas. Parece que el consumo de estos puede tener efectos positivos en la prevención de la osteoporosis y de las fracturas óseas, especialmente en mujeres después de la menopausia, aunque no todos los estudios realizados coinciden en esta afirmación.

En el caso de la carne, se ha observado que su consumo podría afectar negativamente a la salud ósea, pero este efecto parece estar limitado a quienes siguen una dieta occidental. En las dietas mediterránea y asiática, el consumo de carne no parece tener el mismo impacto negativo en los huesos[57].

C. Actividad física y ejercicio

Es importante comprender que la actividad física es un concepto complejo que va a tener una clara influencia tanto en la prevención como en el tratamiento de la osteoporosis. Ello se debe a que influye de manera decisiva en el tejido óseo en función de distintos parámetros que se detallan a continuación.

Se entiende por actividad física cualquier movimiento desarrollado por la musculatura esquelética que conlleve un gasto energético superior al de reposo (caminar, limpiar, subir escaleras, correr, etc.). La actividad física se asocia a múltiples beneficios para la salud y, por ello, organismos tan importantes como la OMS han desarrollado unas directrices o recomendaciones con el objetivo de mejorar la salud individual y la salud pública[58]. Estas recomendaciones han evolucionado y se dispone de una gran especificidad en relación a la edad y condición de la persona. En edad infantil, se deberían realizar al menos 60 minutos al día de actividad física de una intensidad moderada (caminar rápido, montar en bici, bailar, saltar a la comba, jugar al fútbol, etc.), incluyendo 3 días de actividades de fortalecimiento (juegos como tirar de la cuerda, balancearse en las barras del parque, juegos de empujar o arrastrar, trepar en cuerdas, lanzamiento de balón, pesas, etc.). En la etapa adulta, es importante moverse con un nivel de intensidad moderado al menos 30 minutos al día, incluyendo también al menos 2 días de actividades de fortalecimiento[59]; por tanto, catalogamos aquellas personas que no cumplen con esas recomendaciones de salud pública como inactivas.

El término inactivo se ha utilizado durante mucho tiempo como un concepto equivalente al de sedentario, pero es muy importante que comprendamos que la inactividad y el sedentarismo son conceptos independientes, porque ambos son, además, factores de riesgo para la salud en general y para la salud ósea en particular. El sedentarismo se define como el tiempo dedicado a comportamientos sedentarios, que requieren un mínimo gasto energético y que se realizan despiertos, pero en posición sentada o recostada (ver la televisión, leer, etc.), mientras que como hemos comentado, inactividad se asocia a no cumplir las recomendaciones de actividad física diaria.

¿Por qué la actividad física afecta el tejido óseo?

Tanto la actividad, como la ausencia de ella, tiene repercusión positiva o negativa en el desarrollo y mantenimiento del esqueleto y, por tanto, en la prevención, desarrollo y tratamiento de la osteoporosis. Cuando nos mantenemos activos, nuestros huesos responden a los estímulos físicos adaptándose para soportar mejor las demandas a las que están sometidos. Esto se debe, en parte, al desarrollo muscular que se produce con el ejercicio, el cual no solo fortalece los músculos, sino que también genera tensión mecánica en los huesos, ayudándolos a mantenerse fuertes. Además, la actividad física desencadena señales endocrinas que benefician tanto al esqueleto como al sistema digestivo, mejorando la absorción y el uso de nutrientes esenciales para la salud ósea.

Esto significa que, gracias a la actividad física, el desarrollo de masa magra (principalmente músculo) y el aumento de la fuerza, contribuyen de manera significativa a la acumulación de minerales en los huesos. Estos factores son cruciales para entender cómo podemos mejorar la salud ósea, optimizar el pico de masa ósea y, a largo plazo, reducir el riesgo de osteoporosis[60]. La actividad física durante la prepubertad y la pubertad acelera el aumento de la masa ósea, lo que conduce a un mayor pico de masa ósea. Algunos estudios realizados en Gran Bretaña y Suecia han observado que el peso corporal durante la infancia tiene un impacto en la masa ósea en la edad adulta, incluso hasta siete décadas después[61]. En resumen, mantenerse activo y desarrollar masa muscular desde una edad temprana puede tener beneficios duraderos para la salud ósea a lo largo de la vida.

La densidad ósea en la etapa adulta depende de la acumulación ósea que se ha producido durante el crecimiento, y de la pérdida del contenido mineral óseo que se produce con el paso de los años. El pico máximo de masa ósea (cantidad máxima de hueso que alcanzamos a tener) se logra hacia los treinta años, como se ha dicho anteriormente, y está estrechamente relacionado con la cantidad y tipo de actividad física que se ha realizado durante la infancia y la adolescencia. Por lo tanto, para combatir la osteoporosis es fundamental fomentar el aumento de la densidad ósea durante la infancia, la pubertad y la adolescencia. El deporte durante estos años no solo incrementa la masa ósea, sino que también provoca adaptaciones en la estructura ósea que permanecen en parte a lo largo del tiempo. Esto significa que quienes han sido deportistas en su juventud conservan un «efecto residual» que puede reducir su riesgo de fracturas a los 60 años[62,63] e incluso más allá.

Por el contrario, un estilo de vida sedentario [64] afecta negativamente a la salud ósea, ya que puede conducir a un aumento del IMC y la obesidad, que son factores de riesgo conocidos de una mala salud ósea. Por otro lado, acelera el envejecimiento biológico, que se asocia a diversas enfermedades, incluida la osteoporosis[65]. Esto subraya la importancia de evitar el sedentarismo y realizar una actividad física regular para mantener una salud ósea óptima.

Sabemos que el ejercicio físico a intensidad moderada puede mejorar la masa y la resistencia óseas al influir tanto en los procesos de formación como de destrucción ósea. Esto sugiere que la intensidad del ejercicio desempeña un papel decisivo a la hora de determinar sus efectos sobre la salud del esqueleto. Si a esto le unimos que el ejercicio continuado a una frecuencia o intensidad reducidas mantiene el aumento de masa ósea conseguido mediante el ejercicio[66], hemos de destacar la importancia de la constancia en la actividad física para obtener beneficios para la salud ósea a largo plazo.

Dada la importancia de la prevención temprana, es habitual que hayamos hablado de la trascendencia del estilo de vida activo durante el crecimiento y adquisición del pico de masa ósea, pero también, atendiendo a la importancia, especialmente para la mujer, y en algunas etapas de la vida, es crucial hablar de la actividad física y masa ósea en mujeres premenopáusicas y postmenopáusicas. Comencemos por las primeras:

En general, podemos decir que el efecto de la actividad física de baja o moderada intensidad como pasear, bailar, nadar, realizar pilates, yoga o golf, no es un estímulo suficiente[67]. La mayor parte de los datos apuntan a que el entrenamiento de fuerza es, probablemente, el más adecuado, especialmente si se realiza a alta intensidad[68].

No está tan claro que, como ocurre en mujeres adultas jóvenes, el entrenamiento con pesas u otros entrenamientos de fuerza favorezcan, de esta forma tan evidente, la adquisición o el mantenimiento de la masa ósea en mujeres premenopáusicas, posiblemente debido a la intensidad del esfuerzo que se puede aplicar si no hay una experiencia previa de entrenamiento, de ahí la importancia de mantener una práctica habitual a lo largo de la vida.

En **mujeres que están cerca de la menopausia (perimenopausia)**, se ha observado que realizar ejercicio ayuda a mantener la densidad ósea. Además, el entrenamiento de fuerza con pesas aumenta la masa y la densidad ósea en la extremidad sometida a entrenamiento[69], y el efecto puede ser mayor dependiendo de la intensidad. Por tanto, parece que el beneficio de un entrenamiento para la acumulación de mineral en el hueso, en esta etapa de la vida, depende tanto de la intensidad de las cargas como de la frecuencia y de la duración del entrenamiento; no obstante, no debemos olvidar que un objetivo prioritario es evitar o ralentizar la perdida mineral en estas edades y posteriores.

En **mujeres postmenopáusicas** los estudios demuestran efectos positivos sobre la salud ósea (incremento o mantenimiento de la densidad ósea)[68]. Hoy en día se sabe que se necesitan cargas pesadas para mejorar la salud ósea, pero no es necesario entrenar con una intensidad muy alta para mantener los niveles de mineralización o para ralentizar su pérdida. De lo que no hay duda actualmente es que el entrenamiento, y especialmente el de fuerza, mejora la fuerza muscular y el equilibrio, lo que se asocia a una disminución del riesgo de caída, fundamental en personas con osteoporosis o baja mineralización[70].

En resumen, podríamos decir que cumplir con las recomendaciones de actividad física nos pone en una mejor situación para favorecer la salud ósea y prevenir la osteoporosis, pero para que la actividad física nos garantice una buena mineralización necesitamos que sea de una intensidad adecuada, especialmente de carácter vigoroso, con al menos nuestro peso corporal y que conlleve carga mecánica o impacto, es decir que supongan un estímulo suficiente tanto para nuestra musculatura, como para nuestro hueso. Esto es especialmente importante durante el crecimiento y principalmente efectivo en una situación nutricional favorable. Mantenerse activo es muy importante a lo largo de la vida, especialmente en la mujer, donde la prevalencia de osteoporosis y sus consecuencias son más graves. Sin embargo, en edades pre-, peri- o postmenopáusicas probablemente se necesiten programas de ejercicio o entrenamiento más específicos para garantizar mejoras; de hecho, parece que los efectos en la masa ósea debidos al entrenamiento de fuerza en mujeres postmenopáusicas dependen de factores intrínsecos al entrenamiento, como la intensidad de la carga, el número y la duración de las sesiones de entrenamiento, y la duración del propio programa de entrenamiento de fuerza. Habitualmente, estos entrenamientos están dirigidos por profesionales como los educadores físico-deportivos. No debemos olvidar, que la prevención de caídas también es fundamental y que, en función de la gravedad de la osteoporosis y el nivel de riesgo de fractura asociado, tendremos que modular tanto la dosis de entrenamiento, como el objetivo del mismo, aspectos que veremos con más detalle en la parte de tratamiento no farmacológico. En la Figura 10 se presentan ejemplos que ilustran lo expuesto y nos ayudan a cómo organizar este ejercicio para garantizar esa fortaleza, equilibrio y postura adecuada.

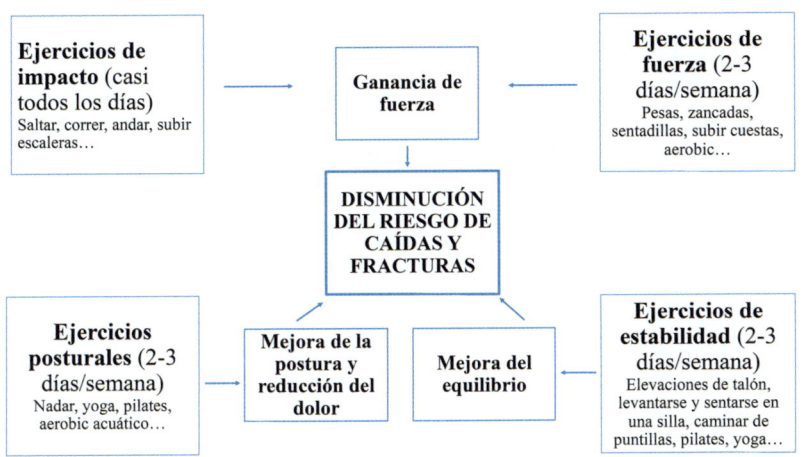

Figura 10

Resumen de las recomendaciones de ejercicio (de la Royal Osteoporosis Society)[71], figura modificada de Brooke-Wavell y cols. (2022)[72]. La mayoría de las pruebas de investigación se basan en el ejercicio formal. Los deportes y actividades sugeridos incluyen algunos con evidencia de investigación y otros que pueden ayudar de forma segura a participar en la actividad y mejorar la calidad de vida según el consenso de los expertos

D. Exposición a la luz solar

Como se ha explicado anteriormente, la vitamina D puede provenir de los alimentos o de la exposición de la piel a la luz solar. De hecho, en nuestro entorno, una gran parte (aproximadamente entre el 50 y el 90 %) de la vitamina D del cuerpo proviene de la que origina nuestro cuerpo al exponerse a la luz del sol. Para entender cómo se forma la vitamina D podemos observar la **Figura 11**.

De forma breve, en el caso de la exposición solar, la luz ultravioleta B penetra en la piel y promueve que la provitamina D que se encuentra en las células de la piel se convierta en vitamina D inactiva. Esta vitamina D inactiva va desde la piel a la sangre, pasa por el hígado y por el riñón, que se encargan de activarla, convirtiéndola en 1-25-hidroxivitamina D (calcitriol) que es la forma activa de la vitamina D. Cuando ingerimos la vitamina D a través de los alimentos (pescado azul, setas, etc.), ya sea como vitamina D_3 o D_2, pasa del intestino a la sangre. Después, como se puede observar en la **Figura 11**, su mecanismo de activación es el mismo que en el caso de la exposición a la luz solar. Los niveles de vitamina D en sangre son especialmente altos 1-2 días después de la exposición a la luz solar, tras ese periodo de tiempo los niveles de la vitamina van disminuyendo progresivamente[73]. Sin embargo, aunque los niveles presentes en sangre disminuyan, la vitamina D se almacena en la grasa del cuerpo (incluso durante meses) desde donde puede salir otra vez a la sangre cuando el cuerpo lo necesite.

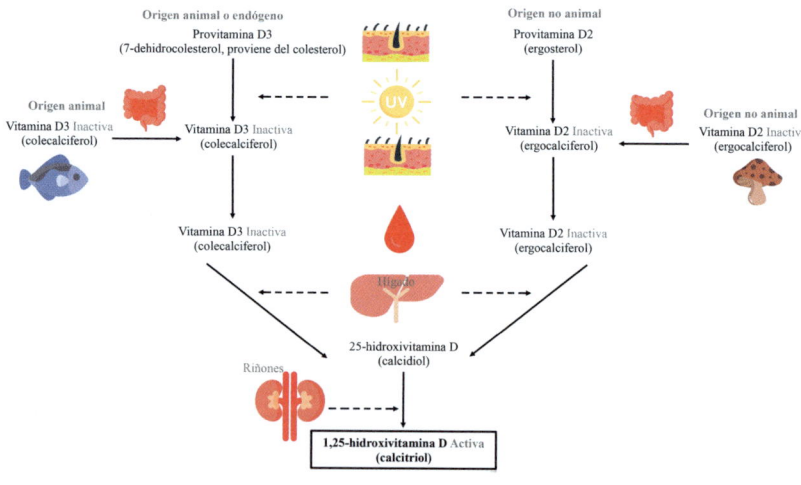

Figura 11

Formación y activación de la vitamina D

¿Siempre se forma la misma cantidad de vitamina D por la exposición a la luz solar?

No, depende tanto de factores ambientales como propios de la persona, así como de otros determinantes.

Entre los numerosos factores ambientales que afectan a su creación en la piel está la intensidad de la luz solar, que no es la misma en todos los países (latitud, contaminación ambiental, etc.), ni en todas las estaciones (primavera, verano, otoño, invierno), ni a todas las horas (se crea más en las horas centrales del día, como explicaremos posteriormente)[74]. En este contexto, dado que la capa de ozono absorbe parte de la radiación UV, la síntesis de vitamina D será mayor en aquellas regiones con una pérdida de esta capa protectora (por ejemplo, en la Antártida, aunque en este caso la latitud como veremos posteriormente impide una adecuada síntesis de vitamina D). Además, cabe mencionar que la capa de ozono es más gruesa en el ecuador y menos en los polos de la tierra, lo que también afectará. Por el contrario, la contaminación atmosférica, las cenizas y el humo procedentes de incendios o de combustibles fósiles facilitan la dispersión de la radiación, disminuyendo la síntesis de nueva vitamina D[75]. Así mismo, las nubes también absorben parte de la radiación, reduciendo así la cantidad susceptible de incidir sobre la piel.

El ángulo cenital, es decir el ángulo entre el sol y la vertical terrestre, también modifica la síntesis de vitamina D (**Figura 12**). Este ángulo depende de la latitud, la estación del año y la hora del día. Si el ángulo es mayor de 50º, la síntesis de vitamina D es prácticamente nula. Por eso, cuando el sol está alto en el cielo (durante las horas centrales del día y especialmente en verano), la síntesis de vitamina D es mayor que en invierno o al anochecer o amanecer. En el caso del verano y de las horas centrales del día, la radiación solar tiene una trayectoria menor hasta incidir sobre la tierra (menor absorción en la capa de ozono), y lo hace en una superficie inferior que en el caso del invierno o fuera de las horas centrales del día, en el que la trayectoria a través de la atmósfera es mayor (mayor disipación de los rayos) y la superficie en la que se distribuyen es mayor. En cuanto a la latitud, cuanto más alta sea (0° en el ecuador y 90° en los polos) menos radiación solar incide, ya que el ángulo cenital será mayor y, por lo tanto, menor síntesis de vitamina D. Es decir, en los polos se originará menos vitamina D. En regiones de latitud alta el ángulo cenital varía con las estaciones del año (no en el ecuador), siendo en verano menor el ángulo y por lo tanto aumentando la síntesis de vitamina D, y siendo en invierno mayor el ángulo y disminuyendo la síntesis de la vitamina.

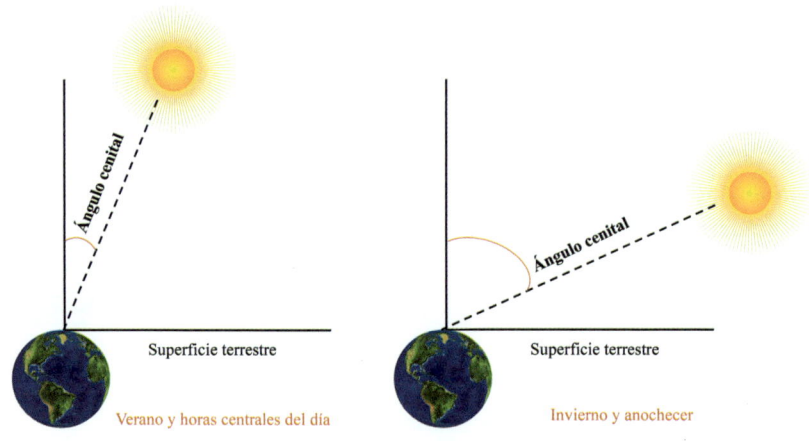

Figura 12
Ángulo cenital en lugares donde hay estaciones del año

La intensidad de incidencia de los rayos UV se puede conocer de forma aproximada mediante el índice de radiación UV, un índice que hoy en día se puede consultar en la mayoría de teléfonos móviles o en internet. A mayor índice, mayor será la síntesis de vitamina D.

En cuanto a los factores individuales destacan la edad, ya que en las personas mayores la capacidad de producir vitamina D es menor que en jóvenes[76], el color de la piel, ya que cuanto más morena es la persona (más melanina) menor capacidad tendrá de sintetizar esta vitamina (sin embargo, a pesar de esto tienen menor riesgo de padecer osteoporosis, como se ha comentado anteriormente en el apartado *Factores no prevenibles*), los factores genéticos, etc.

Por otro lado, también cabe mencionar que el uso de cremas solares disminuye la producción de vitamina D, ya que bloquean la radiación solar para proteger la piel. Por lo tanto, cuanto mayor sea el factor protector de la crema solar, menor será la formación de la vitamina. La ropa también bloquea parcialmente la radiación, aunque no toda la ropa lo hace de igual modo. Así, el algodón y el lino bloquean menos la radiación que la lana, la seda, el nailon o el poliéster[75]. Por esta razón, ciertas costumbres culturales en cuanto a vestimenta influyen sobre la síntesis de vitamina D a nivel cutáneo.

En definitiva, la síntesis de esta vitamina se ve influenciada por tantas variables (Figura 13) que es muy difícil determinar en qué cantidad se está formando. No obstante, atendiendo a algunas de estas variables podemos determinar cuáles son los grupos de riesgo (personas que viven en regiones con poca exposición a la luz solar, personas que salen poco o nada a la calle, personas mayores, personas de piel oscura o negra, entre otros).

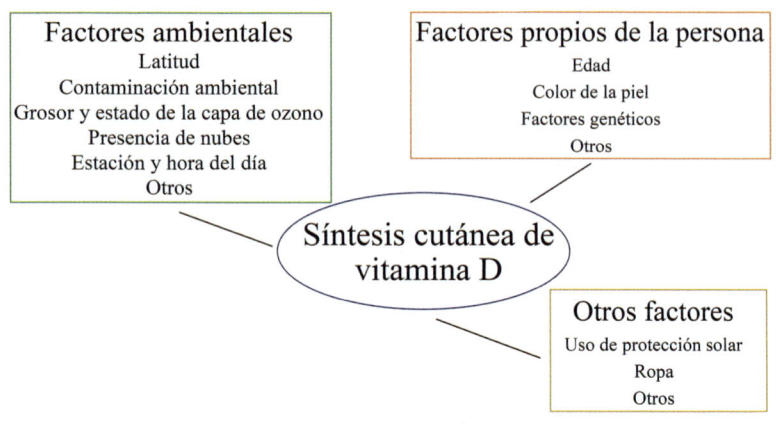

Figura 13

Factores que afectan a cómo el sol promueve en mayor o menor medida la creación de vitamina D en la piel

En definitiva, como medida preventiva se recomienda exponer la piel de la cara, manos y brazos a la luz solar sin protección solar unos minutos al día fuera de las horas centrales del día los meses de primavera y verano (en otoño e invierno se requeriría más tiempo). De esta forma se creará vitamina D y reduciremos el riesgo de tener déficit de esta vitamina, tan necesaria para prevenir la osteoporosis. No obstante, hay que tener cuidado de no quemarse y el resto del tiempo **exponer al cuerpo a la luz solar con fotoprotección** (crema solar), ya que **el cáncer de piel es un problema de gran relevancia** en nuestra sociedad.

E. Consumo de fármacos

Existen muchos fármacos que, utilizados en tratamientos prolongados (varios meses o incluso años), pueden llegar a inducir osteoporosis o agravar la ya existente[77]. A continuación,

68

explicaremos algunos de los más importantes. Asimismo, en la Tabla 11 se explican los principales usos de cada uno de estos tipos de fármacos, así como ejemplos de ellos. Además, en la Figura 15 se agrupan estos medicamentos según el mecanismo por el que podrían conllevar la inducción de osteoporosis.

Tabla 11

Usos y ejemplos de algunos fármacos o grupos de fármacos que pueden provocar osteoporosis

Grupo farmacológico o fármaco	Usos	Ejemplos
Glucocorticoides	Tratamiento de artritis reumatoide, traumatismos, lumbalgia, ciática, enfermedades infecciosas severas, enfermedades autoinmunes, alergias, asma, trasplantes de órganos, etc.	Betametasona, dexametasona, hidrocortisona, metilprednisolona, etc.
Anticoagulantes: heparina y cumarinas	Prevención de trombosis (formación de coágulos de sangre en los vasos sanguíneos) y tromboembolias (coágulos que se desprenden y viajan por el torrente sanguíneo hacia otro lugar del cuerpo, bloqueando el flujo de sangre.	Heparina, warfarina, acenocumarol, etc.
Antiepilépticos/ anticonvulsivantes	Tratamiento del dolor neuropático (dolor crónico intenso debido a que un nervio está dañado), crisis epilépticas, trastornos psicopatológicos como el trastorno bipolar.	Carbamazepina, difenilhidantoína, ácido valproico, clonazepam, gabapentina, pregabalina, lamotrigina, fenobarbital, carbamazepina, fenitoína, primidona, etc.
Vitamina A y retinoides sintéticos	Tratamiento de algunas afecciones de la piel como el acné, la dermatitis, la psoriasis, etc.	Vitamina A o retinol, ej. isotretinoína, tretinoína, bexaroteno, acitretina, etretinato, etc.

Grupo farmacológico o fármaco	Usos	Ejemplos
Quimioterápicos o drogas citotóxicas: metotrexato y ciclofosfamida	Tratamiento del cáncer, de enfermedades autoinmunes, para prevenir el rechazo de órganos trasplantados, etc.	Metotrexato, ciclofosfamida
Tamoxifeno	Prevención y tratamiento del cáncer de mama.	Tamoxifeno
Inmunosupresores: ciclosporina y tacrolimus	Evitar el rechazo tras un trasplante de órganos, tratamiento de enfermedades autoinmunitarias como la psoriasis, la enfermedad de Crohn, la artritis reumatoide, el lupus eritomatoso, la esclerosis múltiple, etc.	Ciclosporina y tacrolimus
Tiroxina	Tratamiento del hipotiroidismo, bocio nodular, cáncer de tiroides, etc.	Levotiroxina
Antidepresivos tricíclicos e inhibidores selectivos de la recaptación de serotonina	Tratamiento de la depresión.	Imipramina, clomipramina, trimipramina, desipramina, fluoxetina, paroxetina, sertralina, fluvoxamina, citalopram, escitalopram
Neurolépticos/ antisicóticos/ tranquilizantes mayores	Tratamiento de alteraciones mentales (psicosis, esquizofrenia, trastorno bipolar, depresión), lesiones cerebrales, etc.	Clorpromazina., clozapina, haloperidol, etc.
Antiácidos con aluminio o magnesio e inhibidores de la bomba de protones	Ardor de estómago, gastritis, úlcera de estómago.	Hidróxidos de magnesio o de aluminio, omeprazol, pantoprazol, esomeprazol, cimetidina, ranitidina, famotidina, etc.

Grupo farmacológico o fármaco	Usos	Ejemplos
Diuréticos de asa	Tratamiento de la hipertensión, insuficiencia renal, edema debido a una insuficiencia cardíaca congestiva, hipertensión portal, etc.	Furosemida, torsemida, bumetanida, etc.
Tiazolidinadionas o glitazonas	Tratamiento de la diabetes tipo 2.	Pioglitazona, rosiglitazona, etc.
Inhibidores de la aromatasa	Tratamiento del cáncer de mama en mujeres posmenopáusicas, prevención de dicho cáncer en mujeres con alto riesgo, tratamiento de la ginecomastia (aumento del volumen de la glándula mamaria en el varón).	Exemestano, anastrazol, letrozol, etc.
Antagonistas de la hormona liberadora de gonadotropinas	Tratamiento de algunos tipos de cáncer de próstata y de mama, endometriosis, pubertad precoz, disminuir la lívido, etc.	Leuprolida, goserelina, triptorelina, etc.
Antiandrógenos o antagonistas androgénicos	Tratamiento de algunos cánceres de próstata, hirsutismo femenino (exceso de vello), calvicie masculina, hipersexualidad y parafilia (impulsos sexuales inusuales), síndrome del ovario poliquístico, etc.	Flutamida, nilutamida, bicalutamida, etc.

Glucocorticoides

Los glucocorticoides se emplean con mucha frecuencia por sus efectos anti-inflamatorios, o por sus efectos inmunosupresores. Cuando estos tratamientos son de larga duración, cosa que ocurre muy a menudo, pueden producir diversos efectos adversos, entre los que se encuentra la osteoporosis[78].

El origen de esta osteoporosis inducida se debe a que los glucocorticoides actúan sobre las células óseas aumentando la resorción (disolución) ósea, pues aumentan la actividad de los osteoclastos (células destructoras de hueso), y disminuyendo la formación y mineralización del hueso, puesto que disminuyen la acción de los osteoblastos (células formadoras de hueso). Además, los glucocorticoides disminuyen la absorción intestinal del calcio ingerido y aumentan su eliminación a través de la orina, por lo que se produce un balance negativo de calcio. El tratamiento prolongado con glucocorticoides también disminuye la secreción de hormonas sexuales, tanto en el hombre (testosterona) como en la mujer (estrógenos) que, como ya se ha indicado anteriormente, participan en el mantenimiento de la salud ósea. Así mismo, estos fármacos tienen un efecto catabólico (degradativo) sobre el músculo, lo que origina pérdida de la masa, fuerza y resistencia musculares, y que contribuye a perjudicar la fortaleza ósea (Figura 14).

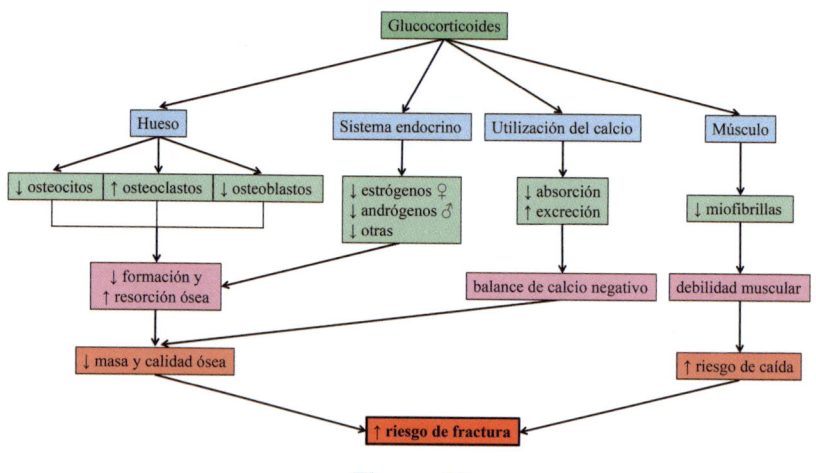

Figura 14

Mecanismos por los que los glucocorticoides pueden provocar la aparición y/o el agravamiento de la osteoporosis. *Adaptado de Marcelli C. (2011)*[78].

Anticoagulantes: heparina y cumarinas

Los anticoagulantes son fármacos que se utilizan, como su nombre indica, para evitar la coagulación sanguínea. Los más habituales son la heparina (inyectable) y las cumarinas (vía oral).

En lo que se refiere a la heparina, normalmente no se utiliza en periodos prolongados, por lo que no llega a inducir osteoporosis. Sólo en algunos casos en los que no se puede utilizar cumarinas, como por ejemplo durante el embarazo porque son teratogénicas (provocan malformaciones fetales), el tratamiento con heparina puede ser tan prolongado que llegue a inducir pérdida de masa ósea. El mecanismo por el que la produce todavía no está claro pero parece ser que aumenta la actividad osteoclástica (destrucción) y disminuye la actividad osteoblástica (formación)[79].

Los anticoagulantes orales cumarínicos, que actúan como anti-vitamina K, también afectan al hueso porque alteran la síntesis de la hormona calcitonina (hormona encargada de inhibir a los osteoclastos y de aumentar la actividad de los osteoblastos). Por lo tanto, estos anticoagulantes también provocan descalcificación ósea, y más frecuentemente que los anteriores puesto que se suelen utilizar en tratamientos largos, e incluso a veces de por vida[79].

Anticomiciales y antiepilépticos

Los anticomiciales son fármacos analgésicos que pueden llegar a inducir osteoporosis porque provocan que los esteroides, entre los que se encuentran las hormonas sexuales y la vitamina D, se inactiven a mayor velocidad. Recordemos que tanto las hormonas sexuales y, sobre todo, la vitamina D, intervienen en el metabolismo óseo[77]. Por ello, para prevenir efectos adversos sobre el hueso se recomienda la utilización de suplementos de calcio y vitamina D en los individuos con tratamiento con anticomiciales[80].

73

Los fármacos antiepilépticos o anticonvulsivantes, en tratamientos prolongados, disminuyen la densidad ósea, lo que aumenta el riesgo de osteopenia y de fracturas óseas[81]. El mecanismo por el que originan estas alteraciones son diversas. Igual que en el caso anterior, pueden provocar que las hormonas sexuales y la vitamina D dejen de ser activas a mayor velocidad. Otros son inductores del citocromo P450 del hígado, implicado en la conversión de la vitamina D activa en un metabolito inactivo que se elimina por la orina. Por tanto, los pacientes que toman este tipo de medicación inactivan a la vitamina D más rápido de lo normal, por lo que es frecuente que tengan un déficit de esta vitamina y, en consecuencia, una mala salud ósea[81].

Vitamina A y Retinoides sintéticos

La vitamina A o retinol es un nutriente esencial, pero puede utilizarse como fármaco a dosis elevadas (500-1000 µg/kg de peso corporal/día). Tanto la propia vitamina como sus derivados sintéticos se emplean generalmente en tratamientos prolongados, y la sobredosis de esta vitamina o de sus derivados puede aumentar la disolución del hueso debido a que estos fármacos inhiben la producción de los osteoblastos y la mineralización ósea[82].

Quimioterápicos o drogas citotóxicas: metotrexato y ciclofosfamida

El metotrexato es un fármaco antagonista del ácido fólico o vitamina B$_9$, es decir, impide que esta vitamina ejerza sus efectos que son, entre otros, la síntesis del ácido desoxirribonucleico (ADN). Por tanto, el metotrexato inhibe la replicación y reparación celular. En lo que respecta al tejido óseo, el metotrexato disminuye la actividad osteoblástica (formadora) y aumenta la resorción (disolución), por lo que provoca osteoporosis y aumenta el riesgo de fracturas[79].

La ciclofosfamida una vez activada en el hígado, origina dos sustancias (acroleína y fosforamida) que son capaces de reaccionar con el ADN, inhibiendo la mitosis (replicación celular) y provocando la muerte de la célula. Como efecto secundario, la ciclofosfamida puede dañar al riñón, causando pérdida por orina tanto de calcio como de fósforo, componentes fundamentales del hueso, por lo que puede afectar gravemente al metabolismo óseo[79].

Tamoxifeno

El tamoxifeno es un fármaco que actúa como anti-estrógeno porque impide la unión de los estrógenos a su receptor y, por tanto, los estrógenos no pueden ejercer su actividad. Curiosamente, aunque el tamoxifeno aumenta el riesgo de sufrir osteoporosis en las mujeres pre-menopáusicas, en las mujeres post-menopáusicas puede aumentar su densidad ósea, disminuyendo así la posibilidad de padecer osteoporosis[83,84].

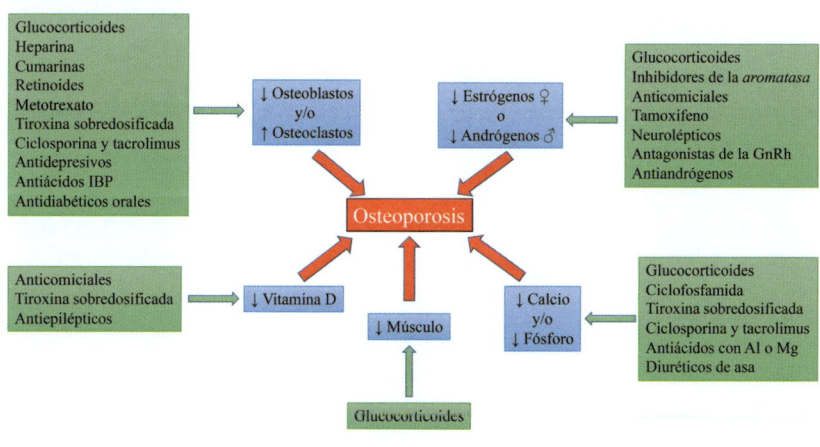

Figura 15

Principales fármacos que inducen osteoporosis

Inmunosupresores: ciclosporina y tacrolimus

Los inmunosupresores son un grupo de fármacos que se utilizan cuando es necesario disminuir las defensas del organismo. Son muchos los fármacos que tienen estos efectos (véanse los glucocorticoides, el metotrexato, etc.) pero en este apartado trataremos solo de la ciclosporina y del tacrolimus, dos fármacos que actúan inhibiendo la proliferación y/o la activación de los linfocitos (células del sistema inmune)[79].

La ciclosporina, a dosis moderadas, disminuye la resorción ósea porque inhibe la formación de los osteoclastos, pero a dosis elevadas (que son las que se utilizan normalmente en las patologías anteriormente mencionadas) hace el efecto contrario porque inhibe a los osteoblastos, y por lo tanto en estas condiciones puede producir pérdida de masa ósea. Con respecto al tacrolimus, su efecto es similar al de la ciclosporina, aunque menos acusado[85]. Ambos fármacos, a pesar de que aumentan los niveles de calcitriol (vitamina D activada), provocan un aumento de la pérdida urinaria de calcio, lo que sugiere que inducen resistencia a la vitamina D y, por tanto, esta no puede ejercer adecuadamente su función[86].

Tiroxina sobredosificada

La tiroxina o tetrayodotironina (T_4) es una hormona sintetizada y segregada por la glándula tiroides, que regula múltiples funciones celulares, entre las que se encuentra el remodelado y la mineralización ósea. Cuando esta glándula o su sistema regulador están alterados, la persona tiene bajos niveles de esta hormona y aparece la enfermedad denominada «hipotiroidismo», que cursa con bocio (aumento del tamaño de la glándula), sensación de frío, cansancio, apatía, depresión, disminución de memoria y de la capacidad de concentración mental, piel seca, cabello seco y quebradizo, fragilidad de uñas, palidez de piel, aumento de peso, estreñimiento pertinaz y somnolencia excesiva, entre otros.

El tratamiento es sencillo, administrar la hormona por vía oral (ej. eutirox®) en las cantidades necesarias hasta alcanzar los valores sanguíneos normales. Sin embargo, a veces este fármaco está sobre-pautado por error o por necesidad. En estos casos aparece lo que se denomina «tiroxina sobredosificada» que, entre otras alteraciones (pérdida de peso, taquicardia, temblor, ansiedad, agitación, etc.), conlleva un aumento de la resorción ósea, disminuyéndose la densidad ósea y acrecentándose el riesgo de fracturas osteoporóticas[87].

Antidepresivos: tricíclicos e inhibidores selectivos de la recaptación de serotonina

La depresión parece estar asociada a la existencia de niveles bajos de determinados neurotransmisores cerebrales (mensajeros químicos que transmiten información desde una neurona hasta otra neurona), como son la serotonina, la noradrenalina o la dopamina. Por ello, los fármacos antidepresivos intentan aumentar alguna de estas sustancias en el cerebro a través de distintos mecanismos de acción. Desde un punto de vista farmacológico, los antidepresivos se agrupan en varias familias, entre las que destacan los antidepresivos tricíclicos o ATC, y los inhibidores selectivos de la recaptación de serotonina o ISRSs.

Como efecto colateral, se ha demostrado que tanto los ATC como los ISRSs aumentan el riesgo de fracturas por pérdida de masa ósea. Se desconoce el mecanismo concreto por el que la producen pero, además, entre los efectos secundarios de los propios fármacos se encuentra la hipotensión postural (que aumenta el riesgo de caídas)[88].

Neurolépticos o antisicóticos o tranquilizantes mayores

Los fármacos neurolépticos pueden dar lugar a muchos efectos secundarios no deseados, como trastornos del movimiento involuntario, inquietud, ginecomastia, impotencia, aumento de peso y síndrome metabólico, etc., y algunos de ellos incluso osteoporosis. El mecanismo para esto último parece ser el aumento en la producción de la hormona prolactina, quien, a su vez, tras un mecanismo en cascada, provoca hipogonadismo, es decir, tanto los ovarios como los testículos no segregan adecuadamente sus respectivas hormonas sexuales, necesarias para una buena salud ósea.

Antiácidos con aluminio o magnesio e inhibidores de la bomba de protones

Los antiácidos son medicamentos que evitan el efecto del ácido clorhídrico del estómago. En cuanto a sus efectos secundarios como inductores de osteoporosis, no todos actúan del mismo modo: el hidróxido de aluminio se acompleja (se liga) con el fósforo (fosfato) de la dieta, impidiendo su absorción y pudiendo llegar a provocar carencia del fósforo, necesario para la osificación. Por su parte, el magnesio, aunque es un mineral imprescindible para el hueso, en exceso aumenta el riesgo de osteoporosis porque provoca déficit de calcio, posiblemente porque compita con él a nivel de absorción intestinal. Y en cuanto a los bloqueantes de los receptores H2, no se ha descrito el mecanismo por el que inducen osteoporosis, ya que no se ha demostrado que su uso disminuya la absorción de calcio ni produzca cambios significativos en la densidad mineral ósea, aunque algunos estudios sugieren que la inhibición de la bomba de protones de los osteoclastos por parte de estos fármacos podría alterar el proceso de remodelado óseo[89,90].

Diuréticos de asa

A los diuréticos de asa se les denomina así porque actúan sobre el asa de Henle, que es una porción de las nefronas, principales células que conforman los riñones. Su implicación en la osteoporosis consiste en que provocan que se pierda más calcio por orina, pudiendo llegar a causar déficit del mismo.

Tiazolidinadionas

Las tiazolidinadionas o glitazonas son un grupo de fármacos antidiabéticos orales. De por sí la diabetes tipo 2 ya tiene un efecto negativo sobre el metabolismo óseo y un aumento del riesgo de fracturas, pero, si a estos pacientes se les trata con este tipo de fármacos, este riesgo se multiplica. Este efecto indeseado se debe a que las tiazolidinadionas, en la médula ósea, provocan una disminución de la formación de osteoblastos y un aumento de la formación de osteoclastos.

Inhibidores de la aromatasa

La aromatasa es un enzima clave para la síntesis de estrógenos (hormonas femeninas) a partir de precursores androgénicos (hormonas masculinas), por ello, al disminuir los niveles de estrógenos, las personas que reciben estos tratamientos tienen más riesgo de desarrollar osteoporosis[91].

Antagonistas de la hormona liberadora de gonadotropinas

Los antagonistas de la hormona liberadora de gonadotropinas o GnRH son fármacos que impiden que los testículos y los ovarios sinteticen sus respectivas hormonas sexuales. Por tanto, en los hombres provocan que los testículos dejen de elaborar testosterona, y en las mujeres que los ovarios dejen de elaborar estrógenos y progesterona[79].

Antiandrógenos

Los antiandrógenos o antagonistas androgénicos son un grupo de fármacos que se utilizan para prevenir o inhibir los efectos biológicos de los andrógenos. Actúan bloqueando los receptores androgénicos, es decir, obstruyendo la función de los andrógenos. Por tanto, los pacientes tratados con ellos sufrirán algo similar al déficit de andrógenos, por lo que, como ya se ha comentado anteriormente, verán mermada su salud ósea[79].

F. Otros

En este apartado explicaremos la influencia de la cafeína, el alcohol, el tabaco, el estrés y la depresión, factores que pueden afectar negativamente en la salud ósea.

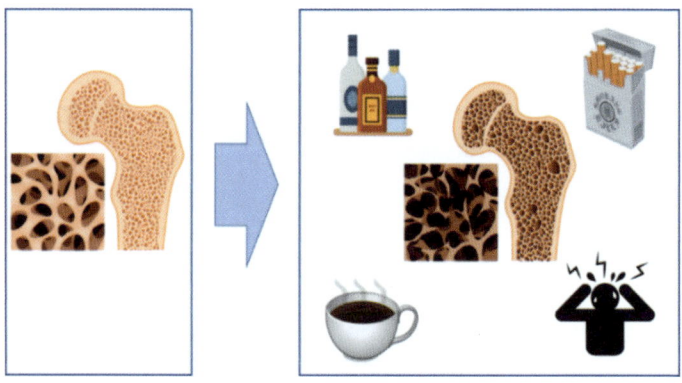

Cafeína

La cafeína es un compuesto químico que se encuentra en muchos alimentos y bebidas, como el cacao, el guaraná, el café, el té, el mate y muchas bebidas energéticas, así como las bebidas de cola (Tabla 12). Este compuesto, con funciones antioxidantes, es un estimulante del sistema nervioso central, que aumenta el nivel de alerta y disminuye la somnolencia. Sin embargo, a dosis altas puede generar insomnio, irritabilidad e incluso náuseas, diarrea, dolor de cabeza, palpitaciones, taquicardia y ansiedad, entre otros. Por lo tanto, en caso de consumirse cafeína, se recomienda que se haga con moderación.

En lo que respecta al consumo de cafeína y su relación con la osteoporosis, la evidencia científica sugiere que su consumo excesivo podría estar relacionado con un mayor riesgo de sufrir osteoporosis, aunque el grado de evidencia no es muy alto. Incluso algunas investigaciones muestran un efecto protector del consumo de cafeína sobre la osteoporosis[92,93]. Además, en caso de darse esta relación sería con un consumo muy elevado de cafeína (unos 300 mg/día)[94]. Esto podría deberse en parte a que la cafeína aumenta ligeramente la eliminación de calcio[95].

En definitiva, dado que no existe suficiente evidencia, se recomienda evitar una ingesta excesiva de cafeína y, en caso de ser consumidor moderado de cafeína, se podría continuar con dicho hábito, siempre evitando su ingesta a través de productos no saludables como las bebidas energéticas.

En la **Tabla 12** se muestra el contenido de cafeína de algunas bebidas frecuentemente consumidas.

Tabla 12

Contenido en cafeína de algunos alimentos y bebidas[96]

	Contenido de cafeína (mg/100 g o 100 ml)
Café expreso	130
Café de filtro	39
Mate cocido	18
Té, bebidas de cola	12
Chocolate	2

Alcohol

Se ha visto que un consumo moderado de alcohol en principio no tiene efectos perjudiciales; de hecho, una ingesta de alcohol de bebidas fermentadas diarias (200 mL de cerveza o 100 mL de vino) no aumenta el riesgo de sufrir fracturas debido a una disminución de la densidad ósea. Sin embargo, cuando el consumo es excesivo, tanto las posibilidades de aparición de osteoporosis como el desarrollo de la misma se verán afectados. El riesgo de presentar fracturas, sobre todo las de cadera, aumenta claramente cuando la ingesta de alcohol sube por encima de los niveles considerados aceptables. Teniendo esto en cuenta, a día de hoy el consumo de alcohol se toma en cuenta como factor de riesgo de fracturas a la hora de estratificar a las personas por su riesgo de padecer fracturas[97]. Además, se ha descrito un gradiente positivo, es decir, que el riesgo aumenta proporcionalmente a medida que la toma de alcohol es mayor, y esto se agrava aún más en las personas con una densidad ósea baja.

En cuanto al mecanismo por el cual el alcohol aumenta el riesgo de padecer fracturas, puede deberse a su acción sobre los osteoblastos que forman el tejido óseo. En los casos más extremos, cuando las personas tienen alcoholismo, su capacidad de aprovechar los nutrientes y la calidad de su alimentación se ve disminuida y, por lo tanto, presentan déficits de proteínas, vitamina D y calcio, entre otros. Resumiendo, el alcohol en cantidades elevadas puede empeorar las complicaciones de la osteoporosis, sobre todo en personas con una densidad ósea baja[97].

Tabaco

El tabaco es un factor de riesgo para el desarrollo de numerosas enfermedades. De hecho, es el responsable de alrededor de 6,2 millones de muertes anuales en todo el mundo. Entre las enfermedades que puede causar también se encuentra la osteoporosis. En distintos estudios en los que se ha comparado la densidad ósea de las personas que fuman con la de personas que no fuman, se ha podido ver que los consumidores de tabaco tienen una densidad claramente inferior. Además, el riesgo de sufrir una fractura con una elevada morbilidad como es la fractura de cadera, se eleva hasta en un 50 %[98]. El tabaco baja progresivamente la capacidad de regeneración de los huesos, creando así una situación en la que las células antiguas son destruidas a una velocidad mayor que la de creación de las células nuevas. Esto se da porque la nicotina, uno de los compuestos perjudiciales que se encuentran en mayor medida en el tabaco, se une a los osteoblastos, que son las células encargadas de generar nuevo tejido óseo, y disminuye la función de estos. De esta manera, la densidad de los huesos disminuye, con el consecuente aumento del riesgo de fracturas. Asimismo, el tabaco también disminuye el tono muscular, reduciendo así el soporte de los huesos y aumentando una vez más el riesgo de fractura.

Estrés y depresión

En los últimos años, se le está dando una relevancia especial a la influencia que puede tener la patología mental y más concretamente los trastornos relacionados con el estrés. El estrés es una respuesta fisiológica y psicológica a estímulos nocivos y cambios en el entorno. Ante esos estímulos, se ponen en marcha diferentes mecanismos como el aumento de la frecuencia cardiaca y respiratoria, aumenta la concentración de glucosa en la sangre y también aumenta la cantidad de sangre que se envía a los músculos. Paralelamente, se dan cambios en varias hormonas, que pueden modificar el metabolismo del hueso. Una de las más importantes es una hormona segregada por las glándulas suprarrenales, que se encuentran sobre los riñones, el cortisol, que aumenta ante el estrés y tiene efectos en gran parte del cuerpo. En el caso de los huesos, esta molécula inhibe la fijación del calcio y además también aumenta la resorción ósea, haciendo así que la renovación del tejido del hueso se vea disminuida. Muchos estudios realizados tanto en humanos como en animales han concluido que el estrés crónico a través de esos mecanismos (fijación y resorción) es un factor de riesgo para el desarrollo de osteoporosis[99].

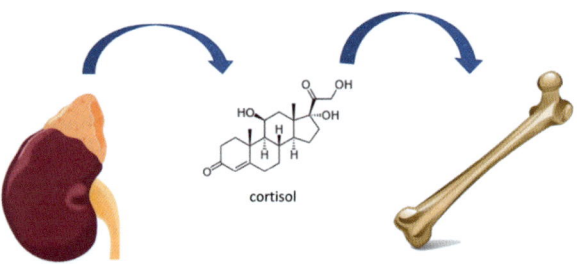

cortisol

De la misma manera, la depresión ha demostrado participar en el desarrollo de la osteoporosis. Además, este efecto de la depresión sobre la masa ósea se da en mayor medida en los hombres, aunque en el caso de las mujeres es más habitual, porque los índices de depresión suelen ser mayores.

De manera similar, ante los niveles de estrés elevados y depresión mantenidos en el tiempo, la capacidad de nuestro sistema inmune se ve afectada y diversas moléculas que pueden generar procesos como la inflamación se presentan en concentraciones mayores en sangre. Esto hace que la renovación de células de nuestros huesos se vea disminuida.

6

Diagnóstico

Como se ha indicado previamente, la osteoporosis es una enfermedad generalmente asintomática hasta que se presenta la primera fractura. Para su diagnóstico, es importante una adecuada anamnesis (revisión de la historia clínica y antecedentes familiares). Siempre se tendrán en cuenta factores como la edad, origen, hábitos tóxicos (alcohol, tabaco), ingesta dietética de calcio y vitamina D, grado de exposición a la luz solar, antecedentes personales y familiares de fracturas por fragilidad, historia ginecológica, enfermedades y fármacos que puedan causar osteoporosis, traumatismos previos, historia de caídas y condiciones facilitadoras de las caídas. Del mismo modo, se recogerán datos antropométricos como el peso, la talla y el IMC.

¿Sabías qué la osteopenia es una forma menos grave de deterioro de la salud ósea comparada con la osteoporosis?

La osteoporosis no muestra alteraciones específicas en los análisis de sangre ni de orina, por lo que ninguna prueba de laboratorio servirá para su diagnóstico. Sin embargo, en ocasiones se solicitan estas analíticas sanguíneas con el fin de descartar otras enfermedades.

El diagnóstico de la osteoporosis se realiza mediante una prueba denominada «densitometría ósea», que se realiza utilizando un densitómetro óseo (**Figura 16**). Se trata de la prueba por excelencia (prueba de referencia) para medir la densidad de los huesos y utiliza la tecnología absorciometría fotónica de doble energía o absorciometría fotónica dual de rayos X (*dual energy x-ray absorptiometry* [DXA]). Es un procedimiento radiológico simple y no invasivo. En él, estando tumbados, una máquina envía una cantidad baja de rayos X desde un extremo (que emite los rayos) a otro (que recibe los rayos) de la misma. Se emiten dos tipos de rayos: uno que es absorbido por el tejido óseo y otro que es absorbido por los tejidos blandos como el músculo o la grasa. Así se puede identificar la cantidad de tejidos blandos y hueso que tiene la persona para poder determinar la densidad de los huesos. Las zonas donde es más habitual medir la densidad ósea son la columna vertebral (zona lumbar), la cadera y el cuello del fémur. Toda la prueba suele tener una duración de entre 10 y 30 minutos, no es dolorosa y la cantidad de radiación utilizada es mínima.

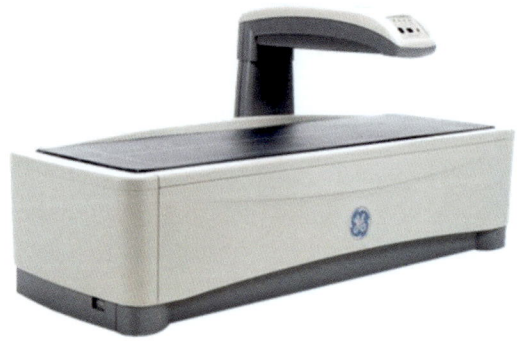

Figura 16

Densitómetro óseo

En 1994, la OMS estableció los criterios diagnósticos de la osteoporosis teniendo en cuenta la densidad mineral ósea según la edad y la incidencia de fracturas por osteoporosis en mujeres posmenopáusicas blancas[100]. Una vez obtenida la imagen a través del densitómetro, se comparan los valores obtenidos en el paciente con los valores de densidad que tendría un adulto joven (20 a 39 años) y sano. Para ello, se observa cuánto se desvía la densidad ósea del paciente analizado respecto a la referencia, obteniendo una cifra denominada valor «T»[101]. Un valor de 0 indicaría que tenemos la densidad ósea similar a la de un adulto joven sano y, por el contrario, un valor T menor de −2,5 indicaría una disminución de densidad suficiente para diagnosticar la presencia de osteoporosis (Tabla 13).

En el caso de personas que por su edad no han alcanzado todavía el pico máximo de masa ósea, o bien todavía no han empezado a tener un descenso fisiológico de la densidad de los huesos, se utiliza el *Z-score*. Se considera que unos valores Z ≤ −2 indican una densidad mineral ósea baja. De igual manera, unos valores Z > 2 sugieren una densidad dentro del rango esperado para la edad. Un ejemplo de esto son los niños, los hombres menores de 50 años o las mujeres antes de llegar a la menopausia. Hay otros tipos de mediciones como la tomografía axial computarizada (TAC), en la que, mediante el uso de rayos X, se obtienen imágenes del interior del cuerpo. Esto aporta información sobre el riesgo de sufrir fracturas, pero no se consideran métodos diagnósticos de la osteoporosis[102]. Aunque la densitometría sea considerada el «*gold standard*» o prueba de referencia para la determinación de la osteoporosis, se puede combinar con otros métodos como la obtención del parámetro: *Trabecular Bone Score* (TBS) o índice trabecular óseo[103]. Este ayuda a identificar cuál es la textura ósea, es decir, analiza mediante las imágenes proporcionadas por el densitómetro no solo cuál es la densidad del hueso, sino la calidad de la estructura del hueso. Se utiliza de manera combinada con la DMO y se expresa también mediante parámetros T, siendo un valor de TBS de T < −3 un indicador de que hay una degradación en la microestructura trabecular y, por tanto, un mayor riesgo de fractura ósea[101]. Es especialmente útil en la valoración del riesgo de fracturas de personas que padecen diabetes o hiperparatiroidismo primario, así como en personas en tratamiento con glucocorticoides.

Tabla 13
Criterios diagnósticos de osteoporosis

Diagnóstico	Criterio sobre densitometría ósea
Normal	DMO T ≥−1
Osteopenia o densidad mineral ósea baja	−1 > DMO T > −2,49
Osteoporosis	DMO T ≤ −2,5
Osteoporosis grave	T ≤ −2,5 + fractura

DMO: Densidad Mineral Ósea; T (T-score o índice T)

No existen criterios universalmente aceptados respecto a cuándo realizar una densitometría, pero por norma general se realiza cuando el personal sanitario valora que hay un riesgo importante de desarrollar osteoporosis o fracturas. Entre estos factores se encuentran algunas enfermedades, la menopausia precoz, el bajo peso, la historia familiar de osteoporosis, el alcoholismo, el tabaquismo, etc. También es posible llevar a cabo el diagnóstico cuando se sospecha que otros tratamientos pueden influir de manera negativa sobre la densidad del hueso como los glucocorticoides. Un ejemplo de criterios estandarizados para indicar una densitometría es el siguiente:

1. Pacientes con fractura previa causada por fragilidad.
2. Presencia de dos factores de riesgo mayores.
3. Presencia de un factor de riesgo mayor más dos factores de riesgo menores.

Factores de riesgo mayores	Factores de riesgo menores
• Edad ≥ 65 años • Tratamiento con prednisona a dosis ≥ 7,5 mg/día durante más de 3 meses • Antecedente familiar de fractura de cadera • IMC < 20 kg/m² • Menopausia precoz < 45 años (no tratada) • Caídas (> 2 caídas en el último año)	• Tabaquismo activo • Alcohol: > 20 U/semana en hombre y > 13 U/semana en mujer • Enfermedades crónicas osteopenizantes: artritis reumatoide, enfermedades digestivas que condicionen malabsorción, diabetes mellitus tipo 1, hiperparatiroidismo • Tratamiento con fármacos osteopenizantes: inhibidores de la aromatasa, anticonvulsivantes, citostáticos, heparina, antirretrovirales

1 U de alcohol equivale a 10 mL de etanol puro, es decir, unos 100 mL de vino o unos 200 mL de cerveza.

7

Tratamiento

El tratamiento de la osteoporosis se basa tanto en medidas farmacológicas como en medidas no farmacológicas. En ocasiones las farmacológicas no son necesarias, sin embargo, las no farmacológicas siempre lo son.

A. No farmacológico

Para el manejo de la osteoporosis es imprescindible prestar atención al estilo de vida. Se deben reducir todos los factores modificables que aumentan el riesgo de padecer esta enfermedad, ya que estos pueden agravarla. Así, se debe evitar tener un peso excesivamente bajo. Además, es importante reducir y, si es posible evitar, el consumo de alcohol y de tabaco ya que aumenta el riesgo de sufrir fracturas óseas.

En cuanto a la alimentación, es importante seguir una dieta variada y equilibrada rica en calcio (*ver apartado Factores de riesgo prevenibles, Factores nutricionales*), fruta y verdura, y con la cantidad de proteína necesaria (sin excedernos). Si la persona no tiene ningún problema que lo impida o no sigue una dieta vegetariana, es recomendable ingerir un día a la semana pescado azul, ya que es una buena fuente de vitamina D. También se debe potenciar la ingesta de vitamina D a partir del resto de alimentos (ver apartado Factores de riesgo prevenibles, Factores nutricionales).

Por otro lado, es importante la exposición a la luz solar, tomando las precauciones mencionadas anteriormente (ver apartado Factores de riesgo prevenibles, Exposición a la luz solar) para no aumentar el riesgo de padecer cáncer de piel.

También se debe realizar actividad física o ejercicio físico adaptado[104], y si es al aire libre, mejor (exposición a la luz solar). Este ejercicio ayuda a controlar la osteoporosis, el riesgo de caídas y la corrección postural[72,105]. Una aproximación muy certera es la que propone en la Tabla 14. Cuando el riesgo de fractura osteoporótica es bajo, prácticamente asintomático de osteoporosis (con un buen nivel de densidad mineral) y sin factores de riesgo asociados, el objetivo puede ser ambicioso en términos de maximizar la fortaleza del hueso y los niveles de fuerza muscular y capacidad funcional de la persona, para lo que se puede utilizar cualquier ejercicio, con una carga relativamente alta de intensidad y características de impacto mecánico (como saltos), acompañado de entrenamiento progresivo de fuerza (como el que se puede realizar en un gimnasio aumentando progresivamente el peso que movemos en los ejercicios)[70].

A medida que el nivel de riesgo detectado aumenta, e interpretamos que ese riesgo puede ser medio, caracterizado por una masa ósea baja (T-score −1SD a −2,5 SD), que puede venir acompañado de otros factores clínicos de riesgo, la prudencia es un buen aliado y la adaptación de los objetivos se tiene que ajustar a las circunstancias. Por tanto, trataremos de mejorar o mantener la masa y fortaleza del hueso, y buscaremos incrementar la fuerza y potencia muscular, y el equilibrio; y para ello utilizaremos con prudencia el ejercicio, graduando las cargas para que contemplen, de forma segura, el mayor porcentaje de peso o tensión e impacto. Sin duda, el entrenamiento progresivo de fuerza es fundamental en todas las etapas y niveles de riesgo, obviamente ajustando las cargas convenientemente. Evidentemente, en este rango de riesgo medio, cuanto mayor sea el riesgo de la persona más moderado será el impacto y la carga, y más nos centraremos en el trabajo de equilibrio y corrección postural.

Si trabajamos con una persona con un riesgo alto, que se traduce en que cuenta con un diagnóstico de osteoporosis, y probablemente varios factores de riesgo clínico asociados, nuestros objetivos se centrarán en la mejora de la sintomatología y la cifosis (curvatura exagerada hacia adelante de la parte superior de la espalda), la corrección postural y tratar de reducir al máximo el riesgo de caída. En esta situación la prescripción del ejercicio adquiere su máxima precisión, especialmente porque no conocemos la magnitud de carga que se puede aplicar antes de que se produzca una fractura; por este motivo, muchos tratamientos son excesivamente conservadores, aplicando cargas muy bajas y de ahí que en muchos estudios no se hayan visto efectos directos en la mineralización. Pero recordemos que, más allá del fortalecimiento óseo, difícil en estas etapas, está la mejora postural y la disminución del riesgo de caídas. Por este motivo, el entrenamiento de fuerza (con gomas o pesas) y los impactos moderados (como pequeños saltos o bajadas de un escalón) son una buena estrategia y han mostrado ser suficientemente seguros, siempre que se ajusten al riesgo real de fractura[106]. En estos casos se requiere una escrupulosa supervisión que garantice la corrección postural y una progresión meticulosa en la dosis de ejercicio. Existen educadores físico-deportivos, altamente cualificados, para dirigir e implementar con seguridad estos programas, y siempre son una opción de garantía para maximizar los beneficios del ejercicio minimizando los riesgos.

Tabla 14

Nivel de riesgo de fractura asociado a osteoporosis, objetivos de entrenamiento y tipo de ejercicio a utilizar. *Basado en Beck B. (2017)*[105]

Riesgo	Bajo	Medio	Alto
Criterio	Asintomático de osteoporosis T-Score Z-Score < −1 SD Sin factores de riesgo	Baja masa ósea T-Score −1 SD a −2.5 SD Algún factor de riesgo	Osteoporosis T-Score Z-Score > −2.5 SD Varios factores de riesgo
Objetivo	Maximizar masa y fortaleza ósea Mejorar fuerza y capacidad funcional	Mejorar o mantener masa y fortaleza ósea Mejorar fuerza, potencia y equilibrio	Mejorar síntomas y cifosis Corrección postural Reducir riesgo de caída
Ejercicio	Cualquier ejercicio osteogénico Alta carga y alto impacto PRT (Entrenamiento de fuerza progresivo)	Cualquier ejercicio osteogénico Alta carga y alto impacto T-Score ya cercano a −2.5 SD: • Impacto moderado, actividades deportivas más suaves. • PRT progresivo antes de introducir impactos • Equilibrio y ejercicios posturales	¡Ojo! No sabemos la magnitud de carga que se puede aplicar antes de una fractura. • Conservador PRT con cargas altas y por ejemplo con impactos moderados reducen cifosis y son seguros y bien tolerados • Supervisión • Énfasis en corrección técnica • Incrementos graduales • Evitar actividades que aumenten riesgo de caída

Finalmente, mencionar que en aquellas personas con osteoporosis es de vital importancia evitar las caídas, ya que incrementan considerablemente el riesgo de sufrir fracturas, mucho más que en personas sin osteoporosis. Para ello es importante trabajar el equilibrio, quitar obstáculos en casa con los que nos podamos tropezar, usar gafas si así se requiere, usar calzado adecuado (evitar calzado con el que el pie no esté sujeto de forma adecuada o que haga daño), instalar agarraderas en casa si es necesario, especialmente en el baño. Así mismo, el empleo de bastones y andadores puede evitar muchas caídas, y los protectores de cadera (una especie de almohadillas que se colocan en la cadera para amortiguar los golpes) pueden reducir el riesgo de fractura en caso de caída.

B. Farmacológico

Hay que tener en cuenta que la atención a los factores del estilo de vida anteriormente mencionados (incluidos los factores de riesgo, la nutrición y el ejercicio) pueden ir en numerosas ocasiones de la mano del apoyo farmacológico. En algunos casos, como medida preventiva (no solo en tratamiento) también se pueden emplear fármacos, aunque normalmente se emplean en aquellas personas que tienen un alto riesgo de sufrir fracturas debidas a la osteoporosis. Es decir, el tratamiento farmacológico busca reducir el riesgo de sufrir alguna fractura osteoporótica a través del uso de fármacos que suelen ir asociados a la suplementación con calcio y vitamina D. Ese es el objetivo final de estos medicamentos: **reducir el riesgo de sufrir una fractura ósea**.

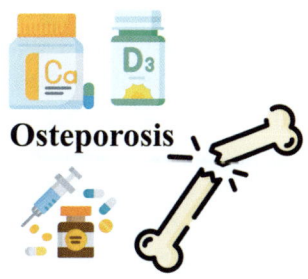

En numerosas ocasiones, se suelen recetar suplementos de calcio y vitamina D para asegurar que su ingesta sea suficiente y evitar que la densidad ósea siga disminuyendo, especialmente cuando la ingesta es insuficiente. El calcio suplementado se suele ingerir en forma de carbonato de calcio o cálcico. Este se absorbe mejor si se ingiere con alimentos, pero cuidado, que los alimentos ricos en ácido oxálico como las espinacas, en ácido fítico como los cereales de grano entero, o en fósforo, disminuyen su absorción. Por lo tanto, se debe separar la toma de la ingesta de estos alimentos que dificultan su absorción al menos 2 horas.

¿Qué estoy ingiriendo cuando en un suplemento aparece que contiene vitamina D?

En los envases de algunos de los suplementos más habitualmente consumidos aparecerá como vitamina D_3, que corresponderá al colecalciferol, o como vitamina D_2, que corresponderá al ergocalciferol. Cuidado, ambos tipos no son igual de eficaces para normalizar los niveles de vitamina D en sangre. La D_3 es mucho más potente para elevar y mantener las concentraciones séricas de vitamina D activa y produce más almacenamiento de vitamina en los tejidos (aumentan más las reservas)[107]. Por lo tanto, la D_3 debería ser la opción de tratamiento de elección para corregir la deficiencia de vitamina D.

La **vitamina D** se puede administrar de tres formas distintas: colecalciferol, calcifediol o calcitriol. Los dos primeros requieren transformarse para activarse, mientras que el calcitriol es ya la forma activa de la vitamina/hormona (*ver* Figura 11) por lo que esta última forma se emplea cuando el organismo no es capaz de activarla, por ejemplo, en algunas enfermedades renales. En definitiva, la elección del tipo de vitamina D viene determinada por la capacidad de absorberla que tenga el paciente, y de cómo se encuentren el hígado y los riñones, que son los encargados de activar la hormona.

¿De dónde se obtiene la vitamina D de los suplementos? ¿Es apta para personas que siguen dietas veganas?

Esta vitamina D_3 se puede obtener de diversas fuentes, como por ejemplo a partir del aceite de pescado, que contendrá entre otros componentes vitamina D_3. Otra fuente muy frecuente para obtener esta vitamina es la lanolina de la lana de oveja. Los suplementos obtenidos a partir de estas fuentes no son aptos para personas que siguen dietas veganas. No obstante, hoy en día existen suplementos de vitamina D_3 obtenidos a partir de líquenes (un organismo formado con un hongo y un alga los cuales mantienen una relación simbiótica en la que ambos organismos se benefician mutuamente) y, por lo tanto, este sí será apto para personas veganas.

Los fármacos más empleados para prevenir las fracturas osteoporóticas son los **bifosfonatos** como el alendronato, ibandronato, risedronato o el etidronato. Estos generalmente se ingieren diariamente, semanalmente o mensualmente (algunos no incluidos como ejemplo de bifosfonatos en esta guía se administran por vía intravenosa). Estos ayudan a prevenir las fracturas ya que disminuyen la destrucción del hueso (resorción ósea). Es muy importante que se ingieran por la mañana en ayunas junto con un vaso de agua. Se debe ingerir de pie o sentado erguido y sin tumbarse ni ingerir otros alimentos (especialmente aquellos que tienen calcio ya que disminuyen la absorción de este fármaco) al menos hasta que hayan transcurrido 30 minutos desde su ingesta. De esta forma, disminuyen los efectos gastrointestinales asociados a su consumo como la irritación gastroesofágica y las náuseas.

El denosumab es un **anticuerpo monoclonal** (proteína que activa el sistema inmunitario) que se emplea generalmente para prevenir la fractura de cadera y de columna vertebral al disminuir la destrucción ósea (disminuye las células encargadas de degradar hueso). Este fármaco no es ingerido, sino que se inyecta bajo la piel (subcutáneo) dos veces al año, por lo que su uso es cómodo y evita en gran parte que se abandone el tratamiento o no se administre de forma adecuada (mejora la adherencia). Como efectos secundarios no deseados derivados de su administración destacan el riesgo incrementado de sufrir ciertas infecciones como la de vejiga y la de pulmón, y la osteonecrosis mandibular, aunque es infrecuente su aparición[108].

Los **moduladores selectivos de los receptores de estrógenos (SERM)** como el raloxifeno o el bazedoxifeno son fármacos que se unen a los mismos receptores que los estrógenos y se encuentran, entre otras localizaciones, en los huesos. De este modo disminuyen la destrucción del hueso. Estos fármacos se pueden ingerir todos los días y en cualquier momento con o sin comida. Suelen emplearse en mujeres tras la menopausia cuando tienen riesgo elevado de fractura ósea. El raloxifeno tiene efectos adversos frecuentes como sofocos, náuseas, vómitos, molestias abdominales, dolor de cabeza, calambres en las piernas o hinchazón de manos, pies y piernas, lo que suele hacer que muchas personas dejen el tratamiento. En cambio, el bazedoxifeno tiene menos efectos no deseados, lo que favorece que no se abandone tanto el tratamiento.

Entre los **análogos de la hormona paratiroidea (PTH)** se encuentra la teriparatida, un fármaco que aumenta la densidad ósea y la resistencia del hueso a romperse ya que aumentan la formación de hueso. Suele utilizarse en personas que han tenido fracturas por osteoporosis previamente y que no pueden usar otros tratamientos. Se administra mediante inyección bajo la piel (subcutáneo) diariamente pero no se debe usar más de 2 años ya que no se conoce su seguridad tras ese periodo.

En ocasiones se recurre a la **terapia hormonal de reemplazo o sustitutiva**, que consiste en la administración de estrógenos (estradiol). Se ha observado que es útil para prevenir la osteoporosis en mujeres postmenopáusicas con alto riesgo de fracturas en el futuro, que no pueden emplear otros fármacos. Se debe usar el mínimo tiempo posible ya que su empleo a largo plazo puede generar problemas cardiovasculares e incrementar el riesgo de padecer algunos tipos de cáncer.

En la **Tabla 15**, se muestra la eficacia de algunos de los fármacos sobre las fracturas generadas por la osteoporosis. Se indica como eficacia demostrada cuando esta se ha visto en ensayos clínicos controlados con una duración mínima de 1,5 años.

Tabla 15

Eficacia de los fármacos sobre las fracturas osteoporóticas *(modificado de la Fundación Internacional de Osteoporosis)*[109]

	Efecto sobre la fractura de vértebras	Efecto en fracturas no vertebrales	Efecto sobre la fractura de cadera
Alendronato	Demostrado	Demostrado	Demostrado
Ibandronato	Demostrado	No demostrado	No demostrado
Risedronato	Demostrado	Demostrado	Demostrado
Estradiol	Demostrado	Demostrado	Demostrado
Raloxifeno y bazedoxifeno	Demostrado	No demostrado	No demostrado
Teriparatida	Demostrado	Demostrado	No demostrado
Denosumab	Demostrado	Demostrado	Demostrado

8

Dudas frecuentes

A. ¿Si no ingiero lácteos tendré osteoporosis?

A pesar de que la ingesta de lácteos se relaciona con un menor riesgo de fracturas en la vejez[110], su consumo no es imprescindible para tener una buena salud ósea. Los lácteos resultan una buena fuente de calcio (tienen una gran cantidad de calcio y este se absorbe muy bien), pero este mineral, como se ha descrito anteriormente, se puede encontrar en otros alimentos. Además, probablemente unos de los principales determinantes en la prevención de la osteoporosis es la actividad física y tener unos niveles adecuados de vitamina D (exposición a la luz solar).

B. ¿Son iguales las bebidas vegetales que la leche?

Las bebidas vegetales están cada vez más presentes en nuestra dieta como alternativa vegetal a la leche. Sin embargo, su composición nutricional y la de la leche es muy diferente, ya que no aportan los mismos nutrientes ni en las mismas cantidades. Es más, la composición de las bebidas vegetales también varía en función del cereal (arroz, avena), fruto seco (almendra, avellana), o legumbre (soja) del que se han obtenido, del nivel de procesamiento y de si están o no enriquecidas con vitaminas y minerales. En caso de emplearlas en sustitución a la leche, es recomendable que estén enriquecidas con calcio y vitamina D.

C. ¿Es necesario ingerir suplementos de calcio y vitamina D para prevenir la enfermedad?

Tras ver en la presente guía la relevancia que tienen tanto la vitamina D como el calcio para la prevención y el manejo de la osteoporosis, podríamos plantearnos que una suplementación a través de medicamentos podría ser buena idea. Sin embargo, ¿esto es así? Y ¿en qué casos sería recomendable?

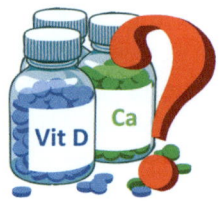

De forma general, no se recomienda tomar suplementos de calcio o vitamina D. Las cantidades de estas moléculas necesarias para tener un adecuado metabolismo óseo pueden ser adquiridas perfectamente a través de la dieta habitual y de la exposición al sol. De hecho, incluso en los casos en los que se toman medicamentos que pueden interferir en la renovación de los huesos, las guías sanitarias recomiendan que esta suplementación sea a través de la dieta y de la exposición al sol. Únicamente en caso de que no se puedan alcanzar las cantidades necesarias a través de la dieta, se tomarán suplementos.

Las personas con niveles adecuados de vitamina D y elevada ingesta de calcio podrían presentar efectos perjudiciales con dichos tratamientos si se toman de forma no controlada. Respecto al calcio, si se toman dosis excesivas a modo de suplemento, es posible desarrollar un problema de salud denominado hipercalcemia transitoria. Esta patología se relaciona con problemas cardiovasculares[111].

Resumiendo, no es necesaria la toma sistemática de suplementos de calcio y de vitamina D en la población general. No obstante, hay ciertos casos concretos en los que sí está recomendada la toma de suplementos por situaciones concretas. En todo caso, estas suplementaciones se harán por prescripción sanitaria.

D. ¿El embarazo y lactancia descalcifican el hueso?

Debido a que el metabolismo de minerales de la madre se ve afectado en el embarazo para adaptarse a las demandas del feto, cabría preguntarse si las mujeres durante esta etapa de su vida tienen mayor probabilidad de sufrir una descalcificación de sus huesos. Y la respuesta es sí, ya que durante el embarazo hay una gran demanda de calcio y otros minerales desde el esqueleto de la madre para desarrollar el esqueleto del feto. Después del nacimiento, durante la lactancia, la madre continúa aportando el calcio necesario al recién nacido, con lo que en ambas etapas de su vida la mujer aumenta tanto la absorción de calcio en el intestino como la resorción ósea (mediante los osteoclastos) para nutrir al bebé. En este contexto, varios estudios han confirmado que se produce una reducción de entre un 3-5 % en la densidad mineral ósea de la zona lumbar de las mujeres comparando los valores de antes del embarazo con los del postparto[112-114]. Esta descalcificación es mayor en el hueso trabecular, y más baja en el hueso cortical. Aun así, aunque se produce una pérdida de masa ósea durante estas etapas (mayor en la lactancia que en el embarazo), la osteoporosis en el embarazo y lactancia es una enfermedad poco común. En el caso de que se lleguen a producir fracturas debido a dicha enfermedad, suelen ser fracturas vertebrales en el tercer trimestre de embarazo o al principio del posparto[115]. Sin embargo, se ha visto que el reemplazo óseo de la madre durante el postparto aumenta, y que la vuelta de la menstruación tras el nacimiento del bebé tiende a normalizar los valores de densidad mineral ósea, sobre todo a partir de los 12-18 meses tras el parto[116]. Por otra parte, es importante señalar que tomar suplementos de calcio durante la lactancia parece no ayudar a proteger frente a la descalcificación en estas etapas de la vida de la mujer. De hecho, se ha determinado que la pérdida de masa ósea está positivamente relacionada con la producción de leche materna[117]. Sin embargo, otros estudios concluyen que la lactancia materna reduce el riesgo de osteoporosis y de fracturas de cadera en el futuro, y que estos efectos positivos de la lactancia se ven incrementados al extender el periodo de lactancia hasta los 2 años de edad del bebé. Aunque no está muy claro el mecanismo por el que ocurre esto, podría estar relacionado con una disminución de los niveles de la hormona paratiroidea durante este periodo, hormona encargada entre otras cosas de aumentar la resorción ósea (eliminación de hueso)[118-120]. Teniendo en cuenta la evidencia científica hasta el momento, no se debe abandonar la lactancia materna con sus consecuentes beneficios para la salud del recién nacido, por miedo a sufrir esta enfermedad.

E. ¿Tienen las personas que siguen dietas vegetarianas o veganas mayor riesgo de padecer osteoporosis?

Por un lado, la vitamina D aparece casi exclusivamente en alimentos de origen animal y, por otro lado, el calcio de los alimentos de origen animal en general se absorbe mejor que el de los alimentos de origen vegetal. Por lo tanto, *a priori,* podríamos pensar que las personas que no consumen alimentos de origen animal pueden tener mayor riesgo de osteoporosis por déficit de estos nutrientes. Sin embargo, esto no tiene por qué ser así. De hecho, en nuestra sociedad, la mayor parte de la vitamina D del organismo se produce por la exposición de la piel a la luz solar, por lo que la preocupación no será sustancialmente diferente que en población omnívora sana.

En lo que respecta al calcio, en aquellas personas que ingieren lácteos, los requerimientos de este nutriente se pueden cubrir fácilmente. Esto no es así en personas veganas que deben prestar especial atención a la ingesta de alimentos de origen vegetal ricos en calcio (y que se pueda absorber bien) si no quieren ingerir suplementos de calcio. Además, es importante, como en el resto de la población, realizar actividad física ya que contribuye al buen mantenimiento de la salud ósea.

9

Referencias

[1] Chumlea, W.C.; Garry, P.J.; Hunt, W.C.; Rhyne, R.L. Distributions of serial changes in stature and weight in a healthy elderly population. *Hum Biol* 1988, *60*, 917-925.

[2] Cooper C., F.S. Compendio de osteoporosis de la IOF. *International Osteoporosis Foundation* 2017.

[3] Emerton, K.B.; Hu, B.; Woo, A.A.; Sinofsky, A.; Hernandez, C.; Majeska, R.J.; Jepsen, K.J.; Schaffler, M.B. Osteocyte apoptosis and control of bone resorption following ovariectomy in mice. *Bone* 2010, *46*, 577-583, DOI 10.1016/j.bone.2009.11.006.

[4] Almeida, M.; Iyer, S.; Martin-Millan, M.; Bartell, S.M.; Han, L.; Ambrogini, E.; Onal, M.; Xiong, J.; Weinstein, R.S.; Jilka, R.L.; O'Brien, C.A.; Manolagas, S.C. Estrogen receptor-alpha signaling in osteoblast progenitors stimulates cortical bone accrual. *J Clin Invest* 2013, *123*, 394-404, DOI 10.1172/JCI65910.

[5] Nakamura, T.; Imai, Y.; Matsumoto, T.; Sato, S.; Takeuchi, K.; Igarashi, K.; Harada, Y.; Azuma, Y.; Krust, A.; Yamamoto, Y.; Nishina, H.; Takeda, S.; Takayanagi, H.; Metzger, D.; Kanno, J.; Takaoka, K.; Martin, T.J.; Chambon, P.; Kato, S. Estrogen prevents bone loss via estrogen receptor alpha and induction of Fas ligand in osteoclasts. *Cell* 2007, *130*, 811-823, DOI 10.1016/j.cell.2007.07.025.

[6] Compston, J.E.; McClung, M.R.; Leslie, W.D. Osteoporosis. *The Lancet* 2019, *393*, 364-376, DOI 10.1016/S0140-6736(18)32112-3.

[7]   Hernandez, C.J.; Beaupre, G.S.; Carter, D.R. A theoretical analysis of the relative influences of peak BMD, age-related bone loss and menopause on the development of osteoporosis. *Osteoporos Int* 2003, *14*, 843-847, DOI 10.1007/s00198-003-1454-8.

[8]   Kanis, J.A.; Norton, N.; Harvey, N.C.; Jacobson, T.; Johansson, H.; Lorentzon, M.; McCloskey, E.V.; Willers, C.; Borgstrom, F. SCOPE 2021: a new scorecard for osteoporosis in Europe. *Arch Osteoporos* 2021, *16*, 82-9, DOI 10.1007/s11657-020-00871-9.

[9]   Willers, C.; Norton, N.; Harvey, N.C.; Jacobson, T.; Johansson, H.; Lorentzon, M.; McCloskey, E.V.; Borgstrom, F.; Kanis, J.A.; SCOPE review panel of the IOF Osteoporosis in Europe: a compendium of country-specific reports. *Arch Osteoporos* 2022, *17*, 23-8, DOI 10.1007/s11657-021-00969-8.

[10]   Sociedad Española de Geriatria y Gerontología. Informe de la fundación internacional de osteoporosis. 2022.

[11]   Sambrook, P.; Cooper, C. Osteoporosis. *Lancet* 2006, *367*, 2010-2018, DOI 10.1016/S0140-6736(06)68891-0.

[12]   Blazquez Cabrera, J.A.; Sosa Henriquez, M.; Diaz-Curiel, M.; Sanchez Molini, P.; Arranz Garcia, F.; Montoya, M.J.; Filgueira, J.; Olmos, J.M.; Coco-Martin, M.B.; Castrillon, J.L.P.; OSTEO-MED Group Profile of patients who consult with internists for an osteoporosis assessment: The OSTEOMED registry. *Rev Clin Esp (Barc)* 2021, *221*, 9-17, DOI 10.1016/j.rceng.2020.06.006.

[13]   Dragomirescu, I.; Llorca, J.; Gomez-Acebo, I.; Dierssen-Sotos, T. A join point regression analysis of trends in mortality due to osteoporosis in Spain. *Sci Rep* 2019, *9*, 4264-0, DOI 10.1038/s41598-019-40806-0.

[14]   Jimenez-Ortega, R.F.; Cantellano-Sánchez, P.M.; Ortega-Meléndez, A.I.; Velázquez-Cruz, R. Role of sex hormones in bone homeostasis and their role in the development of male osteoporosis: A narrative review. *Rev Osteoporos Metab Miner* 2023, DOI 10.20960/revosteoporosmetabminer.00024.

[15]   Powe, C.E.; Evans, M.K.; Wenger, J.; Zonderman, A.B.; Berg, A.H.; Nalls, M.; Tamez, H.; Zhang, D.; Bhan, I.; Karumanchi, S.A.; Powe, N.R.; Thadhani, R. Vitamin D-binding protein and vitamin D status of black Americans and white Ame-

ricans. *N Engl J Med* 2013, *369*, 1991-2000, DOI 10.1056/NEJMoa1306357.

[16]   Parisi, M.S.; Díaz, A.G.; Oliveri, M.B.; Di Gregorio, S.; Mautalen, C.A. Osteoporosis in all young daughters of a mother with multiple osteoporotic fractures. A case of familial osteoporosis. *Medicina (B Aires)* 2001, *61*, 437-440.

[17]   Sofía Oviedo, G. Osteoporosis secundaria. tratamiento actualizado. *Revista Médica Clínica Las Condes* 2013, *24*, 805-811, DOI 10.1016/S0716-8640(13)70227-X.

[18]   Cálculo del índice de masa corporal (IMC). Available online: https://www.seedo.es/index.php/herramientas-seedo/calculo-de-imc.

[19]   Ma, M.; Feng, Z.; Liu, X.; Jia, G.; Geng, B.; Xia, Y. The Saturation Effect of Body Mass Index on Bone Mineral Density for People Over 50 Years Old: A Cross-Sectional Study of the US Population. *Front Nutr* 2021, *8*, 763677, DOI 10.3389/fnut.2021.763677.

[20]   Park, S.; Park, J.; Han, S.; Jang, H.; Hong, J.; Han, K.; Kim, H.; Yeom, J.S. Underweight and risk of fractures in adults over 40 years using the nationwide claims database. *Sci Rep* 2023, *13*, 8013-y, DOI 10.1038/s41598-023-34828-y.

[21]   Zibellini, J.; Seimon, R.V.; Lee, C.M.Y.; Gibson, A.A.; Hsu, M.S.H.; Shapses, S.A.; Nguyen, T.V.; Sainsbury, A. Does Diet-Induced Weight Loss Lead to Bone Loss in Overweight or Obese Adults? A Systematic Review and Meta-Analysis of Clinical Trials. *J Bone Miner Res* 2015, *30*, 2168-2178, DOI 10.1002/jbmr.2564.

[22]   Wright, C.S.; Li, J.; Campbell, W.W. Effects of Dietary Protein Quantity on Bone Quantity following Weight Loss: A Systematic Review and Meta-analysis. *Adv Nutr* 2019, *10*, 1089-1107, DOI 10.1093/advances/nmz058.

[23]   Julian-Almarcegui, C.; Gomez-Cabello, A.; Huybrechts, I.; Gonzalez-Aguero, A.; Kaufman, J.M.; Casajus, J.A.; Vicente-Rodriguez, G. Combined effects of interaction between physical activity and nutrition on bone health in children and adolescents: a systematic review. *Nutr Rev* 2015, *73*, 127-139, DOI 10.1093/nutrit/nuu065.

[24]   Moradell, A.; Casajus, J.A.; Moreno, L.A.; Vicente-Rodriguez, G.; Gomez-Cabello, A. Effects of Diet-Exercise Interaction on Human Health across a Lifespan. *Nutrients* 2023, *15*, 2520. doi: 10.3390/nu15112520, DOI 10.3390/nu15112520.

[25]   EFSA Supporting Publications Dietary Reference Values for nutrients Summary report. 2017.

[26]   FESNAD. Ingestas Dietéticas de Referencia (IDR) para la población española. 2010.

[27]   Agencia Española Seguridad alimentaria y Nutrición, (AESAN) Informe del Comité Científico de la Agencia Española de Seguridad Alimentaria y Nutrición (AESAN) sobre Ingestas Nutricionales de Referencia para la población española. 2019.

[28]   Shkembi, B.; Huppertz, T. Calcium Absorption from Food Products: Food Matrix Effects. *Nutrients* 2021, *14*, 180. doi: 10.3390/nu14010180, DOI 10.3390/nu14010180.

[29]   Base de datos Española de Composición de alimentos. Available online: https://www.bedca.net/bdpub/.

[30]   Weaver, C.M.; Plawecki, K.L. Dietary calcium: adequacy of a vegetarian diet. *Am J Clin Nutr* 1994, *59*, 1238S-1241S, DOI 10.1093/ajcn/59.5.1238S.

[31]   Winiarska-Mieczan, A.; Muszynski, S.; Tomaszewska, E.; Kwiecien, M.; Donaldson, J.; Tomczyk-Warunek, A.; Blicharski, T. The Impact of Tannic Acid Consumption on Bone Mineralization. *Metabolites* 2023, *13*, 1072. DOI 10.3390/metabo13101072.

[32]   Wawrzyniak, N.; Suliburska, J. Nutritional and health factors affecting the bioavailability of calcium: a narrative review. *Nutr Rev* 2021, *79*, 1307-1320, DOI 10.1093/nutrit/nuaa138.

[33]   Pereira, G.A. Dietary calcium: strategies for optimize the intake. *Rev. Bras. Reumatol. 49 (2)* 2009.

[34]   Cardwell, G.; Bornman, J.F.; James, A.P.; Black, L.J. A Review of Mushrooms as a Potential Source of Dietary Vitamin D. *Nutrients* 2018, *10*, 1498. doi: 10.3390/nu10101498.

[35]   Cashman, K.D.; Dowling, K.G.; Skrabakova, Z.; Gonzalez-Gross, M.; Valtuena, J.; De Henauw, S.; Moreno, L.; Damsgaard, C.T.; Michaelsen, K.F.; Molgaard, C.; Jorde, R.; Grimnes, G.; Moschonis, G.; Mavrogianni, C.; Manios, Y.; Thamm, M.; Mensink, G.B.; Rabenberg, M.; Busch, M.A.; Cox, L.; Meadows, S.; Goldberg, G.; Prentice, A.; Dekker, J.M.; Nijpels, G.; Pilz, S.; Swart, K.M.; van Schoor, N.M.; Lips, P.; Eiriksdottir, G.; Gudnason, V.; Cotch, M.F.; Koskinen, S.; Lamberg-Allardt, C.; Durazo-Arvizu, R.A.; Sempos, C.T.; Kiely, M. Vitamin D deficiency

in Europe: pandemic? *Am J Clin Nutr* 2016, *103*, 1033-1044, DOI 10.3945/ajcn.115.120873.

[36] Díaz-Rizzolo, D.A.; Kostov, B.; Gomis, R.; Sisó-Almirall, A. Paradoxical suboptimal vitamin D levels in a Mediterranean area: a population-based study. *Sci Rep* 2022, *12*, 19645-1, DOI 10.1038/s41598-022-23416-1.

[37] Rosen, C.J. Clinical practice. Vitamin D insufficiency. *N Engl J Med* 2011, *364*, 248-254, DOI 10.1056/NEJMcp1009570.

[38] Amrein, K.; Scherkl, M.; Hoffmann, M.; Neuwersch-Sommeregger, S.; Kostenberger, M.; Tmava Berisha, A.; Martucci, G.; Pilz, S.; Malle, O. Vitamin D deficiency 2.0: an update on the current status worldwide. *Eur J Clin Nutr* 2020, *74*, 1498-1513, DOI 10.1038/s41430-020-0558-y.

[39] Mataix-Solera J, García L, Martínez de VIctoria L, Llopis J *Tabla de Composición de Alimentos 4.ª Edición*, 2002;.

[40] Carbone, L.; Johnson, K.C.; Huang, Y.; Pettinger, M.; Thomas, F.; Cauley, J.; Crandall, C.; Tinker, L.; LeBoff, M.S.; Wactawski-Wende, J.; Bethel, M.; Li, W.; Prentice, R. Sodium Intake and Osteoporosis. Findings From the Women's Health Initiative. *J Clin Endocrinol Metab* 2016, *101*, 1414-1421, DOI 10.1210/jc.2015-4017.

[41] Kim, Y.; Kim, H.; Kim, J.H. Associations Between Reported Dietary Sodium Intake and Osteoporosis in Korean Postmenopausal Women: The 2008-2011 Korea National Health and Nutrition Examination Survey. *Asia Pac J Public Health* 2017, *29*, 430-439, DOI 10.1177/1010539517712759.

[42] Kwon, S.; Ha, Y.; Park, Y. High dietary sodium intake is associated with low bone mass in postmenopausal women: Korea National Health and Nutrition Examination Survey, 2008-2011. *Osteoporos Int* 2017, *28*, 1445-1452, DOI 10.1007/s00198-017-3904-8.

[43] Hong, S.; Choi, J.W.; Park, J.; Lee, C.H. The association between dietary sodium intake and osteoporosis. *Sci Rep* 2022, *12*, 14594-4, DOI 10.1038/s41598-022-18830-4.

[44] Groenendijk, I.; den Boeft, L.; van Loon, Luc J C; de Groot, Lisette C P G M High Versus low Dietary Protein Intake and Bone Health in Older Adults: a Systematic Review and Meta-Analysis. *Comput Struct Biotechnol J* 2019, *17*, 1101-1112, DOI 10.1016/j.csbj.2019.07.005.

[45] Koutsofta, I.; Mamais, I.; Chrysostomou, S. The effect of protein diets in postmenopausal women with osteoporosis: Systema-

tic review of randomized controlled trials. *J Women Aging* 2019, *31*, 117-139, DOI 10.1080/08952841.2018.1418822.

[46] Shams-White, M.M.; Chung, M.; Fu, Z.; Insogna, K.L.; Karlsen, M.C.; LeBoff, M.S.; Shapses, S.A.; Sackey, J.; Shi, J.; Wallace, T.C.; Weaver, C.M. Animal versus plant protein and adult bone health: A systematic review and meta-analysis from the National Osteoporosis Foundation. *PLoS One* 2018, *13*, e0192459, DOI 10.1371/journal.pone.0192459.

[47] Fabiani, R.; Naldini, G.; Chiavarini, M. Dietary Patterns in Relation to Low Bone Mineral Density and Fracture Risk: A Systematic Review and Meta-Analysis. *Adv Nutr* 2019, *10*, 219-236, DOI 10.1093/advances/nmy073.

[48] Jennings, A.; MacGregor, A.; Spector, T.; Cassidy, A. Amino Acid Intakes Are Associated With Bone Mineral Density and Prevalence of Low Bone Mass in Women: Evidence From Discordant Monozygotic Twins. *J Bone Miner Res* 2016, *31*, 326-335, DOI 10.1002/jbmr.2703.

[49] Craig, J.V.; Bunn, D.K.; Hayhoe, R.P.; Appleyard, W.O.; Lenaghan, E.A.; Welch, A.A. Relationship between the Mediterranean dietary pattern and musculoskeletal health in children, adolescents, and adults: systematic review and evidence map. *Nutr Rev* 2017, *75*, 830-857, DOI 10.1093/nutrit/nux042.

[50] Brondani, J.E.; Comim, F.V.; Flores, L.M.; Martini, L.A.; Premaor, M.O. Fruit and vegetable intake and bones: A systematic review and meta-analysis. *PLoS One* 2019, *14*, e0217223, DOI 10.1371/journal.pone.0217223.

[51] Chisari, E.; Shivappa, N.; Vyas, S. Polyphenol-Rich Foods and Osteoporosis. *Curr Pharm Des* 2019, *25*, 2459-2466, DOI 10.217 4/1381612825666190722093959.

[52] Garcia-Gavilan, J.F.; Bullo, M.; Canudas, S.; Martinez-Gonzalez, M.A.; Estruch, R.; Giardina, S.; Fito, M.; Corella, D.; Ros, E.; Salas-Salvado, J. Extra virgin olive oil consumption reduces the risk of osteoporotic fractures in the PREDIMED trial. *Clin Nutr* 2018, *37*, 329-335, DOI 10.1016/j.clnu.2016.12.030.

[53] Gomez-Zorita, S.; Gonzalez-Arceo, M.; Fernandez-Quintela, A.; Eseberri, I.; Trepiana, J.; Portillo, M.P. Scientific Evidence Supporting the Beneficial Effects of Isoflavones on Human Health. *Nutrients* 2020, *12*, 3853. DOI 10.3390/nu12123853.

[54] Garofalo, V.; Barbagallo, F.; Cannarella, R.; Calogero, A.E.; La Vignera, S.; Condorelli, R.A. Effects of the ketogenic diet on bone health: A systematic review. *Front Endocrinol (Lausanne)* 2023, *14*, 1042744, DOI 10.3389/fendo.2023.1042744.

[55] Zeng, L.; Yang, W.; Liang, G.; Luo, M.; Cao, Y.; Chen, H.; Pan, J.; Huang, H.; Han, Y.; Zhao, D.; Lin, J.; Hou, S.; Ou, A.; Guan, Z.; Wang, Q.; Liu, J. Can increasing the prevalence of vegetable-based diets lower the risk of osteoporosis in postmenopausal subjects? A systematic review with meta-analysis of the literature. *Complement Ther Med* 2019, *42*, 302-311, DOI 10.1016/j.ctim.2018.11.026.

[56] Han, Y.; An, M.; Yang, L.; Li, L.; Rao, S.; Cheng, Y. Effect of Acid or Base Interventions on Bone Health: A Systematic Review, Meta-Analysis, and Meta-Regression. *Adv Nutr* 2021, *12*, 1540-1557, DOI 10.1093/advances/nmab002.

[57] Perna, S.; Avanzato, I.; Nichetti, M.; D'Antona, G.; Negro, M.; Rondanelli, M. Association between Dietary Patterns of Meat and Fish Consumption with Bone Mineral Density or Fracture Risk: A Systematic Literature. *Nutrients* 2017, *9*, 1029. DOI 10.3390/nu9091029.

[58] Bull, F.C.; Al-Ansari, S.S.; Biddle, S.; Borodulin, K.; Buman, M.P.; Cardon, G.; Carty, C.; Chaput, J.; Chastin, S.; Chou, R.; Dempsey, P.C.; DiPietro, L.; Ekelund, U.; Firth, J.; Friedenreich, C.M.; Garcia, L.; Gichu, M.; Jago, R.; Katzmarzyk, P.T.; Lambert, E.; Leitzmann, M.; Milton, K.; Ortega, F.B.; Ranasinghe, C.; Stamatakis, E.; Tiedemann, A.; Troiano, R.P.; van der Ploeg, Hidde P; Wari, V.; Willumsen, J.F. World Health Organization 2020 guidelines on physical activity and sedentary behaviour. *Br J Sports Med* 2020, *54*, 1451-1462, DOI 10.1136/bjsports-2020-102955.

[59] Organización Mundial de la Salud, Directrices de la OMS sobre actividad física y comportamientos sedentarios. 2021.

[60] Vicente-Rodriguez, G. How does exercise affect bone development during growth? *Sports Med* 2006, *36*, 561-569, DOI 10.2165/00007256-200636070-00002.

[61] Cooper, C.; Cawley, M.; Bhalla, A.; Egger, P.; Ring, F.; Morton, L.; Barker, D. Childhood growth, physical activity, and peak

bone mass in women. *J Bone Miner Res* 1995, *10*, 940-947, DOI 10.1002/jbmr.5650100615.

[62]   Nordström, A.; Olsson, T.; Nordström, P. Sustained benefits from previous physical activity on bone mineral density in males. *J Clin Endocrinol Metab* 2006, *91*, 2600-2604, DOI 10.1210/jc.2006-0151.

[63]   Sanchis-Moysi, J.; Dorado, C.; Vicente-Rodriguez, G.; Milutinovic, L.; Garces, G.L.; Calbet, J.A.L. Inter-arm asymmetry in bone mineral content and bone area in postmenopausal recreational tennis players. *Maturitas* 2004, *48*, 289-298, DOI 10.1016/j.maturitas.2004.03.008.

[64]   Syed Asadullah Arslan,; Sahar Ijaz,; Ibrahim Mohammed,; Amir Jameel,; Sehar Fatima,; Parvin Akbarov Alakbar,; Kashif Ali Sultan, The Impact of Aging on the Human Skeletal System. *JHRR* 2024, *4*, 1812-1817, DOI 10.61919/jhrr.v4i1.1124.

[65]   Frobert, O.; Frobert, A.M.; Kindberg, J.; Arnemo, J.M.; Overgaard, M.T. The brown bear as a translational model for sedentary lifestyle-related diseases. *J Intern Med* 2020, *287*, 263-270, DOI 10.1111/joim.12983.

[66]   Moradell, A.; Gomez-Cabello, A.; Gomez-Bruton, A.; Muniz-Pardos, B.; Puyalto, J.M.; Matute-Llorente, A.; Gonzalez-Aguero, A.; Ara, I.; Casajus, J.A.; Vicente-Rodriguez, G. Associations between Physical Fitness, Bone Mass, and Structure in Older People. *Biomed Res Int* 2020, *2020*, 6930682, DOI 10.1155/2020/6930682.

[67]   Layne, J.E.; Nelson, M.E. The effects of progressive resistance training on bone density: a review. *Med Sci Sports Exerc* 1999, *31*, 25-30, DOI 10.1097/00005768-199901000-00006.

[68]   Gomez-Cabello, A.; Ara, I.; Gonzalez-Aguero, A.; Casajus, J.A.; Vicente-Rodriguez, G. Effects of training on bone mass in older adults: a systematic review. *Sports Med* 2012, *42*, 301-325, DOI 10.2165/11597670-000000000-00000.

[69]   Liang, M.T.C.; Braun, W.; Bassin, S.L.; Dutto, D.; Pontello, A.; Wong, N.D.; Spalding, T.W.; Arnaud, S.B. Effect of high-impact aerobics and strength training on BMD in young women aged 20-35 years. *Int J Sports Med* 2011, *32*, 100-108, DOI 10.1055/s-0030-1268503.

[70]   Bae, S.; Lee, S.; Park, H.; Ju, Y.; Min, S.; Cho, J.; Kim, H.; Ha, Y.; Rhee, Y.; Kim, Y.; Kim, C. Position Statement: Exercise

Guidelines for Osteoporosis Management and Fall Prevention in Osteoporosis Patients. *J Bone Metab* 2023, *30*, 149-165, DOI 10.11005/jbm.2023.30.2.149.

[71] Royal Osteopororsis Society Strong, Steady and Straight: Physical Activity and Exercise for Osteoporosis Quick guide: summary. 2018.

[72] Brooke-Wavell, K.; Skelton, D.A.; Barker, K.L.; Clark, E.M.; De Biase, S.; Arnold, S.; Paskins, Z.; Robinson, K.R.; Lewis, R.M.; Tobias, J.H.; Ward, K.A.; Whitney, J.; Leyland, S. Strong, steady and straight: UK consensus statement on physical activity and exercise for osteoporosis. *Br J Sports Med* 2022, *56*, 837-846, DOI 10.1136/bjsports-2021-104634.

[73] Adams, J.S.; Clemens, T.L.; Parrish, J.A.; Holick, M.F. Vitamin-D synthesis and metabolism after ultraviolet irradiation of normal and vitamin-D-deficient subjects. *N Engl J Med* 1982, *306*, 722-725, DOI 10.1056/NEJM198203253061206.

[74] Holick, M.F. Chapter 4 - Photobiology of Vitamin D. In *Vitamin D (Fourth Edition)*; Feldman, D., Ed.; Academic Press: 2018; pp. 45-55.

[75] Tsiaras, W.G.; Weinstock, M.A. Factors influencing vitamin D status. *Acta Derm Venereol* 2011, *91*, 115-124, DOI 10.2340/00015555-0980.

[76] Chalcraft, J.R.; Cardinal, L.M.; Wechsler, P.J.; Hollis, B.W.; Gerow, K.G.; Alexander, B.M.; Keith, J.F.; Larson-Meyer, D.E. Vitamin D Synthesis Following a Single Bout of Sun Exposure in Older and Younger Men and Women. *Nutrients* 2020, *12*, 2237. DOI 10.3390/nu12082237.

[77] Sallés, M.; Gelman, S.M. Osteoporosis secundaria a fármacos. *Seminarios de la Fundación Española de Reumatología* 2009, *10*, 112-117, DOI 10.1016/j.semreu.2009.09.002.

[78] Marcelli, C. Osteoporosis inducida por corticoides. *EMC - Aparato Locomotor* 2011, 44, 1-11, DOI 10.1016/S1286-935X(11)71143-1.

[79] Moro Álvarez, M.J., Fármacos que afectan el metabolismo del hueso. - *REEMO* 2001, 56.

[80] Griepp, D.W.; Kim, D.J.; Ganz, M.; Dolphin, E.J.; Sotudeh, N.; Burekhovich, S.A.; Naziri, Q. The effects of antiepileptic drugs on bone health: A systematic review. *Epilepsy Res* 2021, *173*, 106619, DOI 10.1016/j.eplepsyres.2021.106619.

[81]   Agencia Española de Medicamentos y Productos Sanitarios, Medicamentos antiepilépticos con riesgo conocido de alteraciones óseas. 2011.

[82]   Yee, M.M.F.; Chin, K.; Ima-Nirwana, S.; Wong, S.K. Vitamin A and Bone Health: A Review on Current Evidence. *Molecules* 2021, *26*, 1757. DOI 10.3390/molecules26061757.

[83]   Khan, M.N.; Khan, A.A. Cancer treatment-related bone loss: a review and synthesis of the literature. *Curr Oncol* 2008, *15*, 30, DOI 10.3747/co.2008.174.

[84]   Cooke, A.L.; Metge, C.; Lix, L.; Prior, H.J.; Leslie, W.D. Tamoxifen use and osteoporotic fracture risk: a population-based analysis. *J Clin Oncol* 2008, *26*, 5227-5232, DOI 10.1200/JCO.2007.15.7123.

[85]   Lee, C.; Ng, H.; Lien, Y.; Lai, L.; Wu, M.; Lin, C.; Chen, H. Effects of cyclosporine, tacrolimus and rapamycin on renal calcium transport and vitamin D metabolism. *Am J Nephrol* 2011, *34*, 87-94, DOI 10.1159/000328874.

[86]   P. V. MASSARI , W. DOUTHAT , J. B. CANNATA Trastornos del metabolismo óseo y mineral en el trasplante renal. - *Nefrología* 1994, 408.

[87]   Infante Amorós, A.; Argüelles Zayas, Ana del Carmen; Denis de Armas, R.; Gutiérrez, I, Osteoporosis en mujeres premenopáusicas con bocio tóxico difuso. *Rev Cubana Med* 2006, *45*, 0.

[88]   Wu, Q.; Bencaz, A.F.; Hentz, J.G.; Crowell, M.D. Selective serotonin reuptake inhibitor treatment and risk of fractures: a meta-analysis of cohort and case–control studies. *Osteoporosis Int* 2012, *23*, 365-375, DOI 10.1007/s00198-011-1778-8.

[89]   De-la-Coba, C.; Argüelles-Arias, F.; Martín-de-Argila, C.; JÃºdez, J.; Linares, A.; Ortega-Alonso, A.; Rodríguez, E.; Rodríguez-Téllez, M.; Vera, I.; Aguilera, L.; Álvarez, I.; Andrade, R.J.; Bao, F.; Castro, M.; Giganto, F. Proton-pump inhibitors adverse effects: a review of the evidence and position statement by the Sociedad Española de Patología Digestiva. *Revista Española de Enfermedades Digestivas* 2016, *108*, 207-224.

[90]   Moro Álvarez, M.J. Fármacos que inducen osteomalacia. *REEMO* 2001, *10*, 132-135.

[91]   Lester, J.; Coleman, R. Bone loss and the aromatase inhibitors. *Br J Cancer* 2005, *93 Suppl 1*, 16, DOI 10.1038/sj.bjc.6602691.

[92] Berman, N.K.; Honig, S.; Cronstein, B.N.; Pillinger, M.H. The effects of caffeine on bone mineral density and fracture risk. *Osteoporos Int* 2022, *33*, 1235-1241, DOI 10.1007/s00198-021-05972-w.

[93] Wang, G.; Fang, Z.; Liu, D.; Chu, S.; Li, H.; Zhao, H. Association between caffeine intake and lumbar spine bone mineral density in adults aged 20-49: A cross-sectional study. *Front Endocrinol (Lausanne)* 2022, *13*, 1008275, DOI 10.3389/fendo.2022.1008275.

[94] Hallstrom, H.; Wolk, A.; Glynn, A.; Michaelsson, K. Coffee, tea and caffeine consumption in relation to osteoporotic fracture risk in a cohort of Swedish women. *Osteoporos Int* 2006, *17*, 1055-1064, DOI 10.1007/s00198-006-0109-y.

[95] Reuter, S.E.; Schultz, H.B.; Ward, M.B.; Grant, C.L.; Paech, G.M.; Banks, S.; Evans, A.M. The effect of high-dose, short-term caffeine intake on the renal clearance of calcium, sodium and creatinine in healthy adults. *Br J Clin Pharmacol* 2021, *87*, 4461-4466, DOI 10.1111/bcp.14856.

[96] Carnevalli de Falke, S.; Degrossi, M.C. Excessive caffeine consumption and eventual risk populations. *Acta toxicológica argentina* 2017.

[97] Kanis, J.A.; Johansson, H.; Johnell, O.; Oden, A.; De Laet, C.; Eisman, J.A.; Pols, H.; Tenenhouse, A. Alcohol intake as a risk factor for fracture. *Osteoporos Int* 2005, *16*, 737-742, DOI 10.1007/s00198-004-1734-y.

[98] Weng, W.; Li, H.; Zhu, S. An Overlooked Bone Metabolic Disorder: Cigarette Smoking-Induced Osteoporosis. *Genes (Basel)* 2022, *13*, 806. DOI 10.3390/genes13050806.

[99] Azuma, K.; Adachi, Y.; Hayashi, H.; Kubo, K. Chronic Psychological Stress as a Risk Factor of Osteoporosis. *J UOEH* 2015, *37*, 245-253, DOI 10.7888/juoeh.37.245.

[100] World, H.O. Assessment of fracture risk and its application to screening for postmenopausal osteoporosis : report of a WHO study group [meeting held in Rome from 22 to 25 June 1992]. 1994 Available online: https://iris.who.int/handle/10665/39142.

[101] Riancho, J.A.; Peris, P.; González-Macías, J.; Pérez-Castrillón, J.L. Guías de práctica clínica en la osteoporosis postmenopáusica, glucocorticoidea y del varón (actualización 2022). *Revista de Osteoporosis y Metabolismo Mineral* 2022, *14*, 13-33.

[102] Romero, G.d.T.; Henríquez, M.S. Cribado de la osteoporosis. Indicaciones de la densitometría ósea. Interpretaciones clínicas. *Medicine - Programa de Formación Médica Continuada Acreditado* 2018, *12*, 3533-3536, DOI 10.1016/j.med.2018.06.022.

[103] Silva, B.C.; Leslie, W.D. Trabecular Bone Score: A New DXA-Derived Measurement for Fracture Risk Assessment. *Endocrinol Metab Clin North Am* 2017, *46*, 153-180, DOI 10.1016/j.ecl.2016.09.005.

[104] Kistler-Fischbacher, M.; Yong, J.S.; Weeks, B.K.; Beck, B.R. High-Intensity Exercise and Geometric Indices of Hip Bone Strength in Postmenopausal Women on or off Bone Medication: The MEDEX-OP Randomised Controlled Trial. *Calcif Tissue Int* 2022, *111*, 256-266, DOI 10.1007/s00223-022-00991-z.

[105] Beck, B.R.; Daly, R.M.; Singh, M.A.F.; Taaffe, D.R. Exercise and Sports Science Australia (ESSA) position statement on exercise prescription for the prevention and management of osteoporosis. *J Sci Med Sport* 2017, *20*, 438-445, DOI 10.1016/j.jsams.2016.10.001.

[106] Watson, S.; Weeks, B.; Weis, L.; Harding, A.; Horan, S.; Beck, B. High-Intensity Resistance and Impact Training Improves Bone Mineral Density and Physical Function in Postmenopausal Women With Osteopenia and Osteoporosis: The LIFTMOR Randomized Controlled Trial. *J Bone Miner Res* 2019, *34*, e3659, DOI 10.1002/jbmr.3659. Available online: https://doi.org/10.1002/jbmr.3659.

[107] Heaney, R.P.; Recker, R.R.; Grote, J.; Horst, R.L.; Armas, L.A.G. Vitamin D(3) is more potent than vitamin D(2) in humans. *J Clin Endocrinol Metab* 2011, *96*, 447, DOI 10.1210/jc.2010-2230.

[108] Agencia Española de Medicamentos y Productos Sanitarios, AEMPS DENOSUMAB (PROLIA ® , XGEVA ®): riesgo de osteonecrosis mandibular e hipocalcemia. 2014.

[109] Treatment. Available online: https://www.osteoporosis.foundation/health-professionals/treatment.

[110] Federación de nutrición infografiaLacteosEnvejecimiento.

[111] Montero Saez, A.; Formiga, F.; Pujol Farriols, R. Calcium supplementation and the possible increase in cardiovascular risk. *Rev Esp Geriatr Gerontol* 2013, *48*, 130-138, DOI 10.1016/j.regg.2012.11.008.

[112] Hong, N.; Kim, J.E.; Lee, S.J.; Kim, S.H.; Rhee, Y. Changes in bone mineral density and bone turnover markers during treatment with teriparatide in pregnancy- and lactation-associated osteoporosis. *Clin Endocrinol (Oxf)* 2018, *88*, 652-658, DOI 10.1111/cen.13557.

[113] Shahtaheri, S.M.; Aaron, J.E.; Johnson, D.R.; Purdie, D.W. Changes in trabecular bone architecture in women during pregnancy. *Br J Obstet Gynaecol* 1999, *106*, 432-438, DOI 10.1111/j.1471-0528.1999.tb08296.x.

[114] Kolthoff, N.; Eiken, P.; Kristensen, B.; Nielsen, S.P. Bone mineral changes during pregnancy and lactation: a longitudinal cohort study. *Clin Sci (Lond)* 1998, *94*, 405-412, DOI 10.1042/cs0940405.

[115] Lujano-Negrete, A.Y.; Rodriguez-Ruiz, M.C.; Skinner-Taylor, C.M.; Perez-Barbosa, L.; Cardenas de la Garza, Jesus Alberto; Garcia-Hernandez, P.A.; Espinosa-Banuelos, L.G.; Gutierrez-Leal, L.F.; Jezzini-Martinez, S.; Galarza-Delgado, D.A. Bone metabolism and osteoporosis during pregnancy and lactation. *Arch Osteoporos* 2022, *17*, 36-x, DOI 10.1007/s11657-022-01077-x.

[116] Miyamoto, T.; Miyakoshi, K.; Sato, Y.; Kasuga, Y.; Ikenoue, S.; Miyamoto, K.; Nishiwaki, Y.; Tanaka, M.; Nakamura, M.; Matsumoto, M. Changes in bone metabolic profile associated with pregnancy or lactation. *Sci Rep* 2019, *9*, 6787-1, DOI 10.1038/s41598-019-43049-1.

[117] Kovacs, C.S. Osteoporosis presenting in pregnancy, puerperium, and lactation. *Curr Opin Endocrinol Diabetes Obes* 2014, *21*, 468-475, DOI 10.1097/MED.0000000000000102.

[118] Duan, X.; Wang, J.; Jiang, X. A meta-analysis of breastfeeding and osteoporotic fracture risk in the females. *Osteoporos Int* 2017, *28*, 495-503, DOI 10.1007/s00198-016-3753-x.

[119] Xiao, H.; Zhou, Q.; Niu, G.; Han, G.; Zhang, Z.; Zhang, Q.; Bai, J.; Zhu, X. Association between breastfeeding and osteoporotic hip fracture in women: a dose-response meta-analysis. *J Orthop Surg Res* 2020, *15*, 15-y, DOI 10.1186/s13018-019-1541-y.

[120] Kovacs, C.S.; Fuleihan, G.E. Calcium and bone disorders during pregnancy and lactation. *Endocrinol Metab Clin North Am* 2006, *35*, 21-51, v, DOI 10.1016/j.ecl.2005.09.004.

10

Anexo

PREVENCIÓN DE LA OSTEOPOROSIS

- Mantener un **peso corporal adecuado**

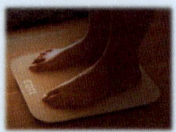

- Seguir una **dieta variada** y **equilibrada**, rica en **calcio** y **vitamina D**
    - La **Dieta Mediterránea** ha demostrado beneficios
    - Los **lácteos**, la **soja**, la **fruta**, la **verdura** y el **AOVE** pueden resultar beneficiosos

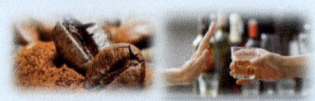

- Realizar **actividad física**, especialmente importante el **ejercicio** de **alta intensidad** y de **fuerza**

- Exponer **unos minutos al día** la **cara,** las **manos** y los **brazos** a la **luz solar** durante las **horas centrales del día** (el resto del tiempo usar protectores solares)**.**

- **No exceder** en el **consumo** de **cafeína ni** de **alcohol**

- **Evitar** el **tabaco** y el **estrés**

TRATAMIENTO DE LA OSTEOPOROSIS

- Todos los **factores que ayudan en la prevención**
    - **Peso corporal adecuado**
    - **Dieta variada** y **equilibrada rica** en **calcio** y **vitamina D** (si es posible consumir pescado azul semanalmente)
    - Exposición a la **luz solar** unos **minutos al día**
    - **No alcohol, tabaco** ni **estrés**
    - **Actividad física adaptada**

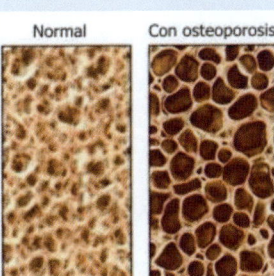

- **Tratamiento farmacológico**

....

Es **importante evitar caídas** para **disminuir** el riesgo de sufrir **fracturas óseas** (trabajo de equilibrio, buena visión, calzado adecuado, etc.)

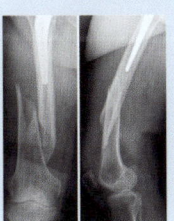